Jean-Pierre Crittin

Ayurvedische Psychologie in der Praxis

Wachstum und Entwicklung

Das Erwachen der Urkraft Shakti

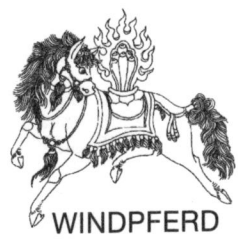

WINDPFERD

Jean Pierre Crittin machte nach langjähriger Tätigkeit als personzentrierter Psychologe, psychologischer Unternehmensberater und Psychotherapeut eine Ausbildung in Ayurvedischer Psychotherapie. Bis 2013 hatte er einen Lehrauftrag an der *Europäischen Akademie für Ayurveda* in Deutschland und ist nun Leiter des *Ayurveda & Yoga Kompetenzzentrums SHAKTI* in CH-8640 Rapperswil SG.

Bisher vom Autor erschienen:
Ayurvedische Psychologie. Wege zum Selbst und das Energieprinzip im Ayurveda.
Windpferd Verlag, 2010.
Selbstbestimmt lernen. Situationsbasiertes Lehren und Lernen. Haupt Verlag, 2004.
Erfolgreich unterrichten. Haupt Verlag, 2003.

Kontakt: www.crittin.ch oder jp@crittin.ch

1. Auflage 2013
© 2012 Windpferd Verlagsgesellschaft mbH, Oberstdorf
Alle Rechte vorbehalten
Umschlaggestaltung:
KplusH, Agentur für Kommunikation und Design, CH-Amden
Bildquelle Cover: © Thinkstock
Zeichnung S. 152: Jennifer Jünemann – bitdifferent
Satz und Layout: Marx Grafik & ArtWork
Lektorat: Sylvia Luetjohann
Gesetzt aus der Adobe Garamond
Druck: Himmer AG, Augsburg

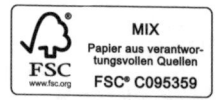

Printed in Germany
ISBN 978-3-86410-040-6
www.windpferd.de

Inhalt

Dank	7
Vorwort	9

1. Materielle Welt – feinstoffliche Welt — 15
Merkmale der materiellen und der feinstofflichen Sicht — 21
    Die materielle Sicht — 22
    Die feinstoffliche Sicht — 24
    Gegenüberstellung der beiden Sichtweisen — 26
Materielle und feinstoffliche Sicht
in der ayurvedischen Psychologie — 27
    Beispiel einer ayurvedisch-psychologischen Beratung
    im Überblick — 31
Das Zeitmodell im Alltag — 34
Zusammenfassung und Schlussfolgerung — 35

2. Entwicklung und Wachstum — 37
Potential und Realisierung — 38
Wachstum erklärt am ayurvedischen Koshamodell — 45
Potential und Energie — 50
Entwicklung und Wachstum in der heutigen Zeit — 52

3. Ayurvedische Psychologie — 55
Das wahre Selbst — 55
Die Schichten der Psyche und wie sie unsere Entwicklung
beeinflussen — 57
    Der äußere Geist — 58
    Der mittlere Geist — 60
    Der innere Geist — 61
    Jivatman — 62
    Chitta — 63
    Buddhi — 65
    Das Ahamkara-Manas-Gebilde — 67
Die Psychodynamik — 68
    Die egogesteuerte Buddhi — 69

Das buddhigesteuerte Ego	72
Die gut funktionierende Buddhi	72
Die blockierte Buddhi	75
Die vom Ahamkara dominierte Buddhi	76
Die überforderte Buddhi	77
Die feinstofflichen Daseinsqualitäten (Gunas)	78
Zusammenfassung und Konkretisierung	83
4. Zwei wichtige Wachstumsfaktoren	**85**
Das Selbstwertgefühl	85
Die Abgrenzung nach außen	89
Die vier Persönlichkeitszustände	91
Der erste Persönlichkeitszustand	93
Der zweite Persönlichkeitszustand	95
Der dritte Persönlichkeitszustand	96
Der vierte Persönlichkeitszustand	98
Das Wachstumsprinzip „Konzentration – Expansion"	100
Zusammenfassung und Konkretisierung	104
5. Wachstum nach innen	**106**
Die Anziehungskraft der Außenwelt	108
Spiritualität und spirituelles Wachstum	113
Eigenverantwortung und Entscheidung	115
Stationen des spirituellen Wachstums	118
Der erste Schritt: Die Entscheidung	118
Der zweite Schritt: Die Selbstreflexion	119
Der dritte Schritt: Die Achtsamkeit	121
Der vierte Schritt: Die Gedankenbeobachtung	122
Der fünfte Schritt: Die engagierte Gelassenheit	123
Der sechste Schritt: Spirituelle Praxis	124
Der siebte Schritt: Die Einsicht in die Interdependenz	126
Die Steuerung des Bewusstseins	129
Selbstbeobachtung und Konzentration	132
Entspannung	134
Visualisierung	136
Aktivierung	138

6. Die Aktivierung der weiblichen Kraft Shakti 139
Wie Blockaden sich auflösen 140
Männliche Kraft – weibliche Kraft 145
Shiva und Shakti 149

7. Wachstum mit ayurvedisch-psychologischer Beratung 153
Selbstexploration und Information 154
   Die Unterscheidung zwischen dem, was Lust macht,
   und dem, was guttut 156
Weshalb psychische Störungen ein negatives Selbstbild
produzieren 158
   Das Prinzip „Gib der Klientin, was sie braucht" 160
   Die Störungsskala 163
   Die Information 164
Harmonisierung und Energetisierung 167
Spirituelle Arbeit zur Auflösung von Blockaden 171

8. Zehn Leitsätze zum spirituellen Wachstum 173
Samkalpas und Yoga Nidra 174
Die zehn Leitsätze 179
Schlussbemerkung 199

Nachwort 200
Endnoten 201
Literatur 202
Glossar (Fachbegriffe aus dem Sanskrit) 203
Stichwortverzeichnis 206

Dank

Es ist unglaublich, wie vielen bereichernden Menschen ich in den letzten Jahren, seit ich mich mit der ayurvedischen Psychologie befasse, begegnet bin: Menschen, die mich gelehrt haben, die mir Türen öffneten, die mich herausforderten, moralisch bekräftigten, die mir Fragen stellten und Denkanstöße gaben. Alle diese Menschen haben letztlich in irgendeiner Form dazu beigetragen, dass nun auch dieses Buch entstanden ist. Ihnen allen gehört mein großer Dank.

Insbesondere danken möchte ich allen Teilnehmerinnen und Teilnehmern an meinen Kursen, Studierenden der ayurvedischen Psychologie, denen ich meine Überlegungen darlegen, mit denen ich diskutieren und deren Fragen ich beantworten konnte. Diese lebendigen Auseinandersetzungen und Anregungen in den letzten Jahren haben mich so weit gebracht, dass ich die Worte fand, die für eine verständliche Erklärung der ayurvedischen Psychologie notwendig sind.

Konkret haben mich aber vor allem drei Personen sehr unterstützt, denen ich sehr dankbar bin:

Herr Hanspeter Zehnder, Ingenieur mit großem Interesse an der Psychologie, mit dem ich viele Kurse in technisch orientierten Unternehmen durchführen durfte und mit dem ich zahlreiche, unglaublich interessante Gespräche führen konnte. Er verstand es, mir die Zusammenhänge aus der technisch-physikalischen Systemtheorie verständlich zu machen. So wurde es mir möglich, diese naturwissenschaftlichen Überlegungen weiterzuführen und in einen Zusammenhang mit der ayurvedischen Psychologie zu bringen, was viel dazu beitrug, den Ayurveda einmal von einer anderen Seite aus anzugehen und zu verstehen.

Frau Monika Jünemann vom Windpferd Verlag ist mir immer mit viel Offenheit und Vertrauen begegnet, hat mich schon beim ersten Ayurveda-Buch und auch jetzt wieder mit ihrer langjährigen Verlagserfahrung, ihrem großen Interesse an der ayurvedischen Psychologie, jedoch vor allem mit ihrer liebevollen Art ermutigt und unterstützt. Sie hat mir den Freiraum gewährt, um kreativ zu sein, und mich vor vielen Fehlern bewahrt. Sie hat mit ihren Mitarbeitern das wunderschöne und so passende Cover entworfen, das mir, als ich es zum ersten Mal sah, eine unglaubliche Motivationsspritze verpasste.

Den größten Dank bin ich meiner Frau, Silvia Brahmani Anklin Crittin, schuldig. Stundenlang hat sie mir, mit ihrem yogischen Hintergrund und kritischem Sachverstand, zugehört und mit zum Teil unbequemen Fragen weitergeholfen, zündende Ideen eingebracht und mich herausgefordert. Mit viel Geduld hat sie es auch ertragen, dass einiges von der ohnehin schon spärlichen gemeinsamen Freizeit für dieses Projekt geopfert werden musste. Sie ist es, die mich bereits wieder ermutigt hat, ein nächstes Buch zu schreiben.

Herzlichsten Dank euch allen,
ich bin mit eurer Hilfe gewachsen.
Jean-Pierre Crittin

Vorwort

Guten Tag, liebe Leserin, lieber Leser!

Wenn ich jetzt dasitze und ratlos bin, wie ich mit meinem Buch anfangen, wie der erste Satz lauten soll, in meinem Inneren jedoch weiß, was im Buch stehen müsste, erlebe ich genau das, was die Zusammenfassung dieses Buches ist: Der Kosmos besteht aus Möglichkeiten und Verwirklichungen, aus Potential und seiner Realisierung. Die Frage, die sich stellt, lautet: Welche Bedingungen ermöglichen und beeinflussen die Realisierungen und damit das Wachstum?

Auf meine jetzige Situation bezogen heißt das, dass in meinem Inneren ein großes Potential liegt, das ich gerne verwirklichen, d. h. in Form eines greif- und lesbaren Buches umsetzen möchte. Da dieses Potential jedoch nur latent vorhanden, jedoch nicht ausformuliert ist, können Sie es (noch) nicht wahrnehmen – und trotzdem ist es da. Die nächste Frage, die sich stellt, lautet also: Welche Bedingungen muss ich mir schaffen, damit sich das Potential in Form eines Buches realisiert?

Nun, da Sie mein Buch in Händen halten, hat sich mein Potential offensichtlich realisiert. Es wird somit greif- und hoffentlich auch begreifbar.

Es freut mich, dass Sie sich für die ayurvedische Psychologie interessieren, und ich möchte mit diesem Buch Ihr Interesse in Begeisterung für diesen noch jungen, höchst modernen und wirkungsvollen psychologischen Ansatz verwandeln.

Was mich als altem, ehemals westlich-psychologisch ausgebildetem Psychologen am Ayurveda so anspricht, ist zum einen die grundsätzlich positive Sichtweise, dass sich in jedem Individuum eine gesunde göttliche Seele verbirgt; diese kann eine tief liegende Kraft, die weibliche Shakti, aktivieren, wenn man den Zugang zum wahren Selbst findet. Zum anderen begeistert mich die interdisziplinäre, ganzheitliche Denk- und Vorgehensweise des Ayurveda, bei der Medizin, Psychologie, Massagen, Ernährung, Yoga, Atmung, Meditation, Klänge, Düfte usw. ineinandergreifen und so einen nachhaltigen Effekt erzielen: dass nämlich Heilung von innen heraus geschieht. Demnach geht der Ayurveda davon aus, dass in jedem Individuum, Mensch und Tier, das Potential für Gesundheit schlummert, dass sich also lediglich die Frage stellt, wie der Mensch dieses Potential realisieren kann. Bei der Antwort auf diese Frage kommen wir schnell mit der Spiritualität in Kontakt, mit der Erfahrung und dem Glauben, dass hinter dem Sichtbaren, Greifbaren, Hörbaren viele nicht wahrnehmbare, feinstoffliche, doch sehr wirksame Vorgänge ablaufen. Diese feinstoffliche Ebene wird durch das Umfeld und das persönliche Verhalten bewusst oder unbewusst positiv oder negativ beeinflusst. Umgekehrt beeinflussen diese feinstoffliche Prozesse ihrerseits auch wieder das Befinden und das Verhalten von Individuen. Auf diese feinstoffliche Ebene wirken die gezielten ayurvedischen Therapien ein.

Das Wichtigste im Ayurveda ist die Prävention, d. h. die Erhaltung der Gesundheit, die dadurch geschieht, dass man im guten Kontakt zu seinem wahren Selbst nach den Gesetzen der Natur und der eigenen individuellen Konstitution entsprechend lebt. Alle ayurvedischen Zugangsweisen und Behandlungen haben ein gemeinsames Ziel: dem Menschen dazu zu verhelfen, in Harmonie mit der eigenen individuellen Grundschwingung zu leben, aus der heraus Wachstum stattfinden kann. In der Disharmonie wird das natürliche Wachstum behindert und sogar blockiert; blockiertes Wachstum bedeutet, dass der Mensch nicht mehr im Einklang mit der Natur und damit ungesund lebt, denn Wachstum ist Teil des Planes der Natur.

Woher nimmt der Ayurveda die Idee, dass Heilung von innen heraus geschehen muss? Wie kann ein solcher Heilungsprozess in Gang gesetzt und aufrechterhalten werden? Welche

Rolle spielen hier die Spiritualität und spirituelle Methoden? Mit diesen und weiteren Fragen beschäftigt sich das vorliegende Buch. Um unter anderem diese Fragen zu beantworten, versuchen wir in diesem Buch das Unmögliche, nämlich die Wirkungsweise von spirituellen Methoden innerhalb der ayurvedischen Beratung und Therapie zu erklären, obschon sich diese dynamisch hochkomplexen Zusammenhänge sprachlich kaum erklären lassen.

In diesem Sinne stellt dieses Buch eine Fortsetzung und eine Vertiefung meines ersten Ayurveda-Buches dar: *Ayurvedische Psychologie; Wege zum Selbst und das Energieprinzip im Ayurveda*. Andererseits habe ich mich aber bemüht, ein eigenständiges, in sich abgeschlossenes Buch zu schreiben, das auch gelesen und verstanden werden kann, wenn jemand das erste Werk nicht kennt. Auf ayurvedische Fachbegriffe aus dem Sanskrit wurde so weit wie möglich verzichtet, damit auch Laien dieses Buch ohne besondere Anstrengung lesen können. Oft sind diese Sanskrit-Wörter jedoch sehr treffend und für viele Leser auch aufschlussreich; sie werden dann zumeist gemeinsam mit ihrer deutschen Bedeutung verwendet und zudem in einem Glossar zum Nachschlagen am Ende des Buches übersetzt und erklärt.

Das vorliegende Buch ist wie folgt aufgebaut:

Zu Beginn wird die materielle, greifbare Welt der immateriellen Welt gegenübergestellt und aufgezeigt, dass wir die Wirklichkeit nur erfassen können, wenn wir den Blickwinkel ausdehnen und beide Welten, die Welt des objekthaft Realen und die Welt des unsichtbaren Potentials zur Kenntnis nehmen und die eine Sicht durch die zweite Sicht ergänzen. Es wird aufgezeigt, wie bereits die uralte indische Philosophie diese Entdeckung gemacht, in den Veden beschrieben und im Ayurveda umgesetzt hat, lange bevor die Quantenphysik im 20. Jahrhundert auf gleiche Resultate gestoßen ist. Faszinierend ist auch die Art und Weise, wie die hinduistische Religion diese Sachverhalte aufgenommen hat.

Die Tatsache, dass die Realität aus Potential und Manifestiertem besteht, bedeutet, dass vieles – eigentlich sogar das meiste – da ist, ohne dass es von uns wahrgenommen werden kann. Es kann erst dann in unser Bewusstsein gelangen, wenn es sich realisiert. Das heißt: Das Potential realisiert sich, wenn sich etwas Konkretes, Materielles oder Verhaltensmäßiges, Prozesshaftes aus dem potentiellen Zustand heraus entwickelt, so wie sich die Welle aus dem Wasser heraus entwickelt.

In einem zweiten Teil des Buches erfahren Sie die Gedanken und Erkenntnisse zu Entwicklung und Wachstum aus ayurvedisch-psychologischer Sicht. Das verborgenste, tiefste und wirksamste Potential liegt im Kern des Menschen, in seinem wahren Selbst. In letzter Konsequenz führt Wachstum, so wie wir es verstehen, zu diesem Innersten, das immense Kräfte in Bewegung setzen kann, wenn wir die Wachstumsreise zu ihm gemacht haben. Dieser Aspekt, den wir „spirituelles Wachstum" nennen, stellt letztlich das Hauptanliegen der vedischen Philosophie und der ayurvedischen Psychologie dar.

Ein Lebewesen zu sein bedeutet, in Entwicklung zu sein; Entwicklung bedeutet, dass etwas latent Vorhandenes, hoffentlich Gesundes, unter ganz bestimmten Gegebenheiten wachsen kann. Damit stellen sich für den ayurvedischen Psychologen Fragen wie: Was fördert und was behindert das Wachstum? Was ist letztendlich das Ziel eines gesunden Wachstums? Unter welchen Bedingungen realisiert sich ein Potential? Was geschieht, wenn die natürliche Wachstumstendenz behindert, ja so gar blockiert wird? Wie entstehen krankhafte Entwicklungen? Wie kann Potential, beispielsweise in einer Therapie, gezielt aktiviert werden? Wie kann spirituelles Wachstum angeregt und unterstützt werden?

Ein weiteres Kapitel beschäftigt sich damit, wie das im Lebewesen ruhende Potential erklärt werden kann, welche Kräfte daraus realisiert werden und wie diese Kräfte wirken können. Es geht also darum, das Konzept von Wachstum und Entwicklung aus ayurvedisch-psychologischer Sicht auszuleuchten, zu zeigen, was unterstützend wirkt, wie schädlich blockiertes oder künstlich beschleunigtes Wachstum ist, und wie der Mensch vor allem durch sein übermächtiges Ego sich selbst blockiert.

Begeistert greife ich auf die sehr alten Weisheiten und Erkenntnisse der Veden zurück und versuche sie für die ayurvedische Psychologie im „Hier und Jetzt" nutzbar zu machen, denn wir können beobachten, dass unsere gesellschaftlichen Normen und Abläufe sehr einseitig wirken und damit das Wachstum behindern. Bei uns dominieren einseitige, linear-logische, männliche Denk- und Seinsweisen, die, aus hinduistischer Sicht, stark von Brahma, Vishnu und Shiva geprägt sind. Die Shakti als wichtige weibliche Kraft für ganzheitliches Denken und Sein kommt zu kurz und hat einen immensen Nachholbedarf. Nur wenn den männlichen Göttern – so sagt auch die vedische Philosophie und die hinduistische Religion – weibliche Kräfte zur Seite gestellt werden, kann etwas wirklich Konstruktives geschehen, kann sich Wachstum einstellen und Kreativität entfalten.

Abgerundet wird das Buch mit zehn Leitsätzen zum spirituellen Wachstum, einer praktischen Anleitung, bei der es darum geht, dem eigenen wahren Selbst näherzukommen. Dies hilft, die eigene psychische Stabilität zu wahren, mit dem heute alltäglichen Stress konstruktiver umzugehen und Folgeschäden, wie Burnout, Erschöpfungsdepressionen, Schlafstörungen oder Konzentrationsschwächen, vorzubeugen. Selbstverständlich ersetzt die vertiefte Arbeit mit diesen zehn Leitsätzen bei Menschen, die unter einem akuten oder schon länger andauernden Leidensdruck stehen, keine ayurvedisch-psychologische Beratung oder Therapie.

Der guten Lesbarkeit wegen habe ich mich entschieden, in der männlichen Form zu schreiben. Obschon sich mehr Frauen mit dem Ayurveda und dem Yoga auseinandersetzen als Männer, hoffe ich, dass Erstere sich trotzdem angesprochen fühlen.

Ich freue mich, wenn dieses Buch auf ein ebenso positives Echo stößt wie mein erstes Ayurveda-Buch und auch, wenn viele Leserinnen und Leser mit mir in die Diskussion darüber einsteigen, die ja letztlich dazu beiträgt, dass die Erkenntnisse immer weitergehen. Psychologie darf meines Erachtens nie stehen bleiben. Sie muss sich einerseits dem Kulturkreis anpassen, in dem sie – in welcher Form auch immer – zur Anwendung kommt. Unterschiedliche Kulturen haben unterschiedliche Prägungen und Herangehensweisen an das Leben, woraus sich auch unterschiedliche Möglichkeiten und Wege für Problemlösungen entwickeln. Andererseits muss sich eine glaubwürdige Psychologie laufend weiterentwickeln, denn die Welt, die herrschenden Normen, das Leben und die Lebensumstände wandeln sich andauernd. Mit diesen Änderungen muss ein psychologischer Ansatz Schritt halten, um für die Menschen hilfreich zu sein. Das heißt, eine Psychologie muss leben, sich also laufend weiterentwickeln und ständig wachsen.

Rapperswil-Jona, Januar 2013
Jean-Pierre Crittin

> Aber du kannst nichts von alledem mit menschlichen Augen wahrnehmen, die aus natürlichen Komponenten bestehen und folglich nur die physische Natur zu erfassen vermögen. Ich werde dir ganz besondere Augen verleihen, damit du darüber hinausschauen kannst.
>
> *(Bhagavad Gita 11.8)*

1. Materielle Welt – feinstoffliche Welt

Wenn wir im Ayurveda von Entwicklung und Wachstum sprechen, gehen wir von einer grundsätzlichen Überlegung der vedischen Philosophien aus, wonach Lebewesen über alle Wiedergeburten hinaus einen dauernden Wachstumsprozess machen sollen, um schließlich Erleuchtung (Moksha) und Erlösung aus dem Kreislauf der Wiedergeburten zu erreichen. Dieser andauernde Entwicklungs- und Wachstumsprozess soll letztlich in Richtung von spiritueller Entwicklung gehen, bei der man seinem wahren Selbst näherkommen und zu dem werden soll, was man in Wirklichkeit ist. Das bedeutet, dass jemand zu Einsichten gelangt, die das erweitern, was unsere Kultur weitgehend bestimmt, wie beispielsweise einseitige Logik, Macht- und Profitdenken, Festhalten, Materialismus und Egozentrismus. Mit dem Wort „erweitern" wollen wir ganz bewusst ausdrücken, dass wir nun einmal in der Kultur und in der Zeit leben, in die wir in diesem Leben hineingeboren wurden, dass wir uns auch den aktuellen kulturellen Gegebenheiten ein Stück weit anpassen und beugen müssen, dass wir aber andererseits durch ein neues Denken, durch neue Einflussmöglichkeiten die Einseitigkeit überwinden können, sodass wir uns unserem wahren Selbst etwas mehr annähern können.

Ich bin weit von der Überheblichkeit entfernt, von mir zu behaupten, ich wüsste ganz genau, wie man auf dem spirituellen Weg zu einem erfreulichen Ziel gelangen könnte, geschweige denn zu behaupten, ich wäre ihn gegangen. Ich setze mich jedoch mit diesem spirituellen Weg auseinander und versuche, hier einige Aspekte des spirituellen Wachstums darzustellen.

Ein wichtiger Aspekt auf diesem Weg ist die Erweiterung der materialistischen durch das Erkennen und Anerkennen der feinstofflichen Sichtweise.

Wir bewegen uns in einer Welt von Objekten und Ereignissen, die wir berühren, sehen, hören, mit unseren Sinnen erfassen und rational erklären können. Diese Objekte und Ereignisse werden getrennt voneinander und von uns selbst wahrgenommen und können zu Forschungszwecken mit naturwissenschaftlichen Methoden analysiert werden. So gelangt man neben einem vereinfachten Wirklichkeitsverständnis zu wertvollen Erkenntnissen, welche die Menschheit zwar weitergebracht, ihr aber auch eine Menge Probleme beschert haben.

„Alles Maya", würden da die Anhänger des Vedanta sagen, „alles Illusion!" Denn sie betrachten nicht Objekte und Ereignisse, sondern einzig und allein Brahman, das absolute, überpersönliche Konzept des Göttlichen, welches in allem als heilige Kraft enthalten ist, als real und alles andere als Illusion. Diese Täuschung wird für sie durch die Göttin Maya symbolisiert, die Göttin der Illusion und der Zauberei, welche die höchste Wahrheit durch das Blendwerk dessen, was uns als Wirklichkeit erscheint, verschleiert.

Doch nicht nur die Vedantiker, auch die Quantenphysiker zeigen uns seit dem 20. Jahrhundert auf, dass jenseits des objekt- oder prozesshaft Wahrgenommenen vieles existiert, was nicht durch die Sinne wahrnehmbar ist. Das Nichtwahrnehmbare ist als Potential vorhanden, das unter bestimmten Bedingungen zur Manifestation gelangt. Unter anderem zeigen die Quantenphysiker auch auf, dass scheinbar unabhängige Teilchen in Abhängigkeit voneinander reagieren. Mit der Theorie der Quantenverschränkung zeigt uns beispielsweise der bekannte Quantenphysiker Thomas Campbell, dass zwei scheinbar voneinander unabhängige Quanten aufeinander reagieren, auch wenn sie weit voneinander entfernt sind, und spricht in diesem Zusammenhang von der Teleportation von Information, d. h. Information überträgt sich durch die nichtphysische Realität.[1] So beweisen sie als Physiker, dass eben doch alles mit allem zusammenhängt und dass aus diesen, mit den Sinnesorganen nicht wahrnehmbaren Interaktionen Manifestationen entstehen, wie dies die Rishis vor rund 4000 Jahren schon sagten.

Der bekannte Quantenphysiker Hanspeter Dürr schreibt: „Es gibt zwei Arten des Wissens, das ‚begreifbare Wissen' und die ‚Gewissheit um den inneren Zusammenhang', die ‚Außenansicht' mit der Trennung von Beobachter und dem Beobachteten und die ‚Innensicht', die dem Wesen nach immer holistisch ist, wo das Wahrnehmende auch gleichzeitig das wahrgenommene ungetrennte Eine ist. Erfahrung meint beides: Außenansicht und Innensicht."[2]

Rishis wie Quantenphysiker sind sich darin einig, dass alles durch eine „übergeordnete Struktur" oder durch eine höhere Macht miteinander in Verbindung steht. Die berühmten Quantenphysiker David Bohm[3] und John Stewart Bell[4] stellen aufgrund ihrer Überlegungen und Experimente fest, dass Dinge, die nicht miteinander verbunden sind, also nicht-lokal (nicht am selben Ort) und akausal (weder ursächlich noch wirkungsmäßig zueinander in Beziehung), trotzdem eine Verbindung zueinander haben, wenn sie durch eine gemeinsame höhere Struktur miteinander verbunden sind. Wenn wir nun aus vedischer Sichtweise davon ausgehen, dass in allem und jedem

Brahman steckt, haben wir die gemeinsame höhere Struktur oder – anders ausgedrückt – die tiefere innere Struktur und damit die Erklärung dafür, dass alles mit allem zusammenhängt. David Bohm nennt diese höhere oder tiefere innere Struktur „implizite Ordnung"[5].

Die materielle Welt der Gegenstände ist viel einfacher zu begreifen, zu erforschen und zu beweisen als die immaterielle oder spirituelle Welt des Potentials, weil diese unendlich und sprachlich auch weitgehend nicht erfassbar, oftmals nur in Gleichnissen beschreibbar ist. Wir können sie deshalb aber doch nicht als nichtexistent betrachten, denn wir erleben ja täglich Dinge, die nicht wirklich fassbar und erklärbar und trotzdem erlebbar sind und zudem unser Leben stark beeinflussen. Dazu gehören beispielsweise sogenannte psychosomatische Beschwerden, Sympathie und Antipathie, die Tatsache, dass man sich aus der Auswahl von Millionen möglicher Partner ausgerechnet in eine bestimmte Person verliebt, dass man an einem Tag eine bessere Leistung vollbringt als an einem anderen, dass man immer Migräne bekommt, wenn man bei den Schwiegereltern zu Besuch ist usw. Natürlich gibt es für alles Erklärungen, weil sich der Mensch offensichtlich wohler fühlt, wenn er für ihn glaubhafte, nachvollziehbare, logische Auf- oder Rückschlüsse findet, auch wenn diese zu kurz gegriffen sind, als wenn er ein Phänomen einfach als solches unerklärt stehen lassen muss. So ist denn beispielsweise Karma eine Erklärung für viele unbeweisbare Tatsachen und Geschehnisse. Karma als Erklärung befriedigt aber nur die Person, die auch wirklich an die Existenz des Karma glaubt. Alle anderen Menschen brauchen andere, für sie und ihr Wertesystem glaubhafte Erklärungen und im Notfall nehmen sie den „Zufall" als Erklärung zu Hilfe.

Wir meinen aber, dass es für ein umfassenderes Denken und für die ganzheitliche Wahrnehmung der Realität nötig sein wird, über das logisch-rational Erklär- und Beweisbare hinauszugehen und gewisse Ereignisse einfach als Phänomene als solche hinzunehmen und, wie wir weiter unten erklären werden, dem beweisenden Denken die phänomenologische Erkenntnisgewinnung und den Glauben entgegenzusetzen.

Beispiel: Eine Klientin, die mit unerklärlichen psychosomatischen Symptomen in die ayurvedische Psychotherapie gekommen und bereits nach wenigen Therapiestunden weitgehend symptomfrei ist, kann ihren deutlich verbesserten Zustand gar nicht richtig genießen, weil sie nicht weiß, warum es ihr besser geht. Auch traut sie dem „Frieden" nicht, dass er anhält, solange es keine plausible Erklärung für die Besserung gibt. Schwierig ist, dass auch der Therapeut nicht wirklich erklären kann, weshalb es der Klientin besser geht, denn er hat mit spirituellen Methoden gearbeitet und diese lassen sich in ihrer Wirkungsweise nicht oder nur ungenügend erklären, obschon viele Therapeutinnen und Therapeuten die Erfahrung machen, dass mit spirituellen Methoden erfolgreich behandelt werden kann.

Hätte ein Arzt derselben Patientin ein Medikament gegeben und ihr (notfalls) die biochemischen Wirkungsweisen erklärt, wäre sie zufrieden gewesen, sofern sie dem Arzt glaubt, auch wenn sie nicht alles verstanden hätte. Der Glaube an die Aussagen des Arztes hätte ihr die so dringend notwendige Sicherheit gegeben, selbst wenn es sich um ein reines Placebo-Präparat, also um ein Scheinmedikament gehandelt hätte.

An diesem Beispiel sehen wir, wie viel Wirkung auf Menschen einerseits von logischer Erklärbarkeit und andererseits vom Glauben ausgeht, was uns ja auch die Placebo-Forschung immer wieder beweist.

Um linear-logische Schlüsse ziehen zu können und Erklärungen für bestimmte Phänomene zu finden, hat die Frage „warum" absolute Berechtigung. Nur darf sie nicht die einzig zulässige Frage bleiben, denn häufig bringt sie uns nicht weiter.

Ebenso wichtig sind die phänomenologischen Fragen: „Was geschieht genau?", oder: „Wie hängen die wahrgenommenen Dinge zusammen?"

Wir haben heute oft die Tendenz, dass wir uns zu einseitig darauf ausrichten zu analysieren, logisch schlüssige Erklärungen und eindeutige Lösungen finden zu müssen, die als „richtig" oder „falsch" beurteilt werden können. Dies führt jedoch oftmals zu verkürzten Schlussfolgerungen und vor allem dazu, dass wir nicht mehr genau hinschauen.

> **Beispiel:** Ein älterer Landarzt bemerkte einmal während einer Hausärztefortbildung am Universitätskrankenhaus: „Ihr jungen Ärzte vertraut nur noch den Laborwerten, anstatt den Patienten genau anzuschauen, ihn kennenzulernen und eurer Intuition und Erfahrung zu trauen ..."

Aus diesen Überlegungen und Erkenntnissen heraus ergibt sich die Schlussfolgerung, dass es überheblich, ja falsch ist, einzig das unmittelbar Wahrnehmbare und das wissenschaftlich Bewiesene als vertrauenserweckende Wirklichkeit zu bezeichnen. Ebenso einseitig und verzerrend ist es allerdings auch, wenn jemand nur auf die Spiritualität und Intuition setzt. Die Wirklichkeit besteht aus dem Wahrnehmbaren, Beweisbaren einerseits und dem Potential und den feinstofflichen Mechanismen der impliziten Ordnung andererseits. Das bedeutet, dass wir mit naturwissenschaftlichem Denken, Zerlegen und Beweisen nur einen Teil der Wirklichkeit erfassen, dass es daneben auch den Glauben – oder anders gesagt: die Spiritualität – braucht, um der Wirklichkeit näherzukommen. Dass es ein Wissen gibt, welches über das beweisbare Wissen hinausgeht, wird bereits in der *Bhagavad Gita* erwähnt: „Arjuna, ich werde jetzt vom Feld zu den Eigenschaften des Feldkenners übergehen. Dieses intuitive Wissen liegt jenseits verstandesmäßigen Wissens ..." (*Bhagavad Gita 13.7*)[6].

Genau hier setzt der Ayurveda und insbesondere die ayurvedische Psychologie an: In der ayurvedisch-psychologischen Beratung und Therapie werden einerseits Tatsachen, Ereignisse und Befindlichkeiten besprochen, analysiert, hinterfragt und erklärt. Andererseits sollen sich durch die Anwendung von spirituellen Methoden tiefer sitzende Blockierungen, denen man mit logisch-analytischem Denken nicht beikommt, auflösen. Dies geschieht dadurch, dass durch die spirituellen Handlungen eine Harmonisierung und Entspannung eintritt, die sich durch inneren Frieden ausdrückt. Dadurch wird, wie im Abschnitt *Wie Blockaden sich auflösen*, ab Seite 140 genauer erklärt, Potential freigesetzt, das die blockierenden Prägungen auflöst.

An dieser Stelle ist es uns wichtig zu betonen, dass wir mit Spiritualität ausdrücklich nicht Religiosität oder den Glauben an einen bestimmten Gott meinen, sondern lediglich die Akzeptanz und das Bekenntnis dazu, dass bei allem was geschieht, eine „implizite Ordnung" oder – anders gesagt – eine höhere Macht ihre Hände im Spiel hat (siehe dazu auch den Abschnitt *Spiritualität und spirituelles Wachstum*, ab Seite 113).

Merkmale der materiellen und der feinstofflichen Sicht

Materielle und feinstoffliche Sichtweisen (Darshanas) unterscheiden sich sehr. In der Verschmelzung miteinander ermöglichen sie es, die Wirklichkeit viel umfassender wahrzunehmen, zu behandeln und zu neuartigen Lösungen zu kommen, wie dies im Ayurveda schon seit Jahrtausenden, beispielsweise in der Koshatheorie gezeigt wird. Diese beschreibt das materielle Bewusstseinsfeld (Annamaya-Kosha) und die feinstofflichen Bewusstseinsfelder (Pranamaya-, Manomaya-, Vijnanamaya- und Anandamaya-Kosha) und setzt sie zueinander in Beziehung.

Die materielle Sicht

Die uns so geläufige, natürlich und technisch richtig erscheinende materielle Sicht, die ja auch viele Erfindungen und technischen Fortschritt ermöglicht hat, ist logisch, digital, rational, reduktionistisch ausgerichtet. Sie funktioniert nach bestimmten Gesetzmäßigkeiten:

Gesetz der Gleichheit	Wenn kein Unterschied feststellbar ist, sind mehrere Dinge gleich. Wenn zwischen mehreren Dingen Unterschiede feststellbar sind, herrscht keine Gleichheit.
Gesetz der Digitalität	Es gibt nur entweder – oder, richtig oder falsch, nichts dazwischen. Schwarz oder Weiß, kein Grau. Gegensätzliche Aussagen können nicht beide wahr, jedoch beide falsch sein.
Gesetz von Raum und Zeit	Eine Wirkung zwischen Dingen oder Menschen kann nur entstehen, wenn sie örtlich und zeitlich miteinander in Verbindung sind. Beispiel: Curlingsteine beeinflussen sich nur, wenn sie zusammenstoßen. Menschen beeinflussen sich erst, wenn sie miteinander in Kontakt kommen.
Gesetz der Ursache und Wirkung	Dinge oder Ereignisse, die ursache-/wirkungsmäßig voneinander abhängig sind, sind auch zeitlich voneinander abhängig. Wenn X z. B. die Ursache von Y ist, ist Y zeitlich später als X.

Sachlich-nüchternes, analytisches Denken, bei dem man gerne von „objektiv" redet, bestimmt die logisch-rationale Sichtweise, die stark unterscheidend und polarisierend ist. Man löst die Dinge voneinander und arbeitet mit vom Zusammenhang unabhängigen Konzepten. Probleme und Konflikte werden analysiert und gelöst, indem sie auf ihre Ursachen und mögliche Schuldige hin untersucht werden. Man spricht hier auch von „kausal-analytischem" Denken. Komplexe Probleme werden in kleinere Teilprobleme aufgeteilt, die dann nach dem Prinzip des Reduktionismus einzeln gelöst werden. Die Teillösungen werden anschließend wieder zusammengefügt und damit scheint das ganze Problem gelöst – was jedoch bei komplexen oder großen Problemen nicht wirklich der Fall ist. Oftmals tauchen neue Probleme auf, da der Zusammenhang, die Interaktion unter den Teilproblemen außer Acht gelassen worden ist.

Selbstverständlich sind wir alle intelligent genug, um zu sehen, dass sich nicht alles rational-logisch erklären lässt, dass es Grauzonen und – gerade wenn Menschen involviert sind – subjektive Aspekte gibt. Das Bemühen vieler geht jedoch in Richtung der rationalen Logik, der Beweisbarkeit, denn alles, was erklärbar und wissenschaftlich nachgewiesen ist, gibt Vertrauen. Beweisbare Wissenschaft lebt von der Vorstellung, dass ein Detailwissen bis in den Nanobereich hinunter die Wahrheit zutage fördere und das Tor zur Erkenntnis darstelle. Deshalb erstaunt es nicht, dass weiterhin Vertrauen ins logisch-rational Bewiesene gesetzt wird, obschon sich in unserer Geschichte im Laufe der Zeit schon sehr viele Wahrheiten als unwahr erwiesen haben.

> **Beispiel:** Lange Zeit, in unserer Kultur bis ins Mittelalter, herrschte die Lehrmeinung, dass die Erde eine Scheibe sei, bei der die Sonne im Osten auf- und im Westen untergeht. Die Erde wurde als Mittelpunkt angenommen, um den sich alles, insbesondere die Sonne dreht. Dafür gab es in der damaligen Zeit auch wissenschaftliche Beweise.

Die rationale, reduktionistische Logik funktioniert jedoch nur, wenn die Annahme stimmt, dass Teile voneinander unabhängig existieren und funktionieren. Tatsächlich kann – wie wir bereits erläutert haben – in unserem Kosmos nichts unabhängig sein. Es existieren „implizite Ordnungen" und immer unendlich viele gleichzeitige, sich stetig verändernde Einflüsse und Beziehungen, denn die unendliche Menge von Kräften, Objekten und Lebewesen, die alle gleichzeitig existieren, zeigt augenscheinlich, dass eigentlich nichts unabhängig sein und isoliert betrachtet werden kann.

Unsere Welt ist ein unteilbares Ganzes, in dem jedes Teil seine Aufgabe und seinen Wert hat. Alle Teile halten das dynamische, fließende Gleichgewicht aufrecht. Teilt man nun diese Ganzheit auf und löst man die Dinge aus dem Gesamtzusammenhang, um isolierte Faktoren analysieren zu können, vernachlässigt man den Gesamtzusammenhang und schafft eine unnatürliche, künstliche Situation. Dadurch können zwar im Einzelnen durchaus taugliche, hilfreiche Entwicklungen und Problemlösungen entstehen; wir sollten jedoch niemals übersehen, dass nicht alles auf diese Weise bearbeitet werden kann.

> **Beispiel:** Wir wissen alle, dass aus einem Gesamtzusammenhang gerissene Aussagen plötzlich einen völlig veränderten Aussagecharakter bekommen können. Die Aussage eines Partners oder einer Partnerin beispielsweise: „Wir sollten uns mal Gedanken über unsere Zukunft machen …", hat in einer beziehungsmäßig schwierigen Zeit einen völlig anderen Stellenwert, als wenn alles stabil ist und sich beide Partner wohlfühlen. Völlig aus dem Zusammenhang gerissen, können wir diese Aussage in jedem Fall nur unterschreiben: Es ist wirklich wichtig, dass Paare und Personen in einer Partnerschaft sich über ihre Zukunft Gedanken machen.

Der materiellen steht die feinstoffliche, spirituelle Sicht gegenüber.

Die feinstoffliche Sicht

Die feinstoffliche, spirituelle Sicht- und Denkweise baut auf den nachfolgenden Einsichten und Prinzipien auf:

Einsicht der Wandlung	Alles ist im Fluss, in einem Prozess der ständigen Veränderung.
Einsicht des Widerspruchs	Einsicht und Akzeptanz, dass Widersprüchlichkeiten und Gegensätzlichkeiten zum Leben gehören. Das „Sowohl-als-auch-Denken" ergänzt das „Entweder-oder-Denken". Es existieren Grauzonen.
Prinzip der Ganzheitlichkeit	Alles in unserem Kosmos gehört zusammen und hat eine implizite Ordnung. Ein Resultat und die Qualität werden durch das Zusammenwirken der Elemente bestimmt.

Man kann hier auch vom spirituell-dialektischen Denken sprechen, weil Gegensätze aufgehoben, innere Zusammenhänge und die Existenz von Grauzonen in die Überlegungen miteinbezogen werden. Vieles, ja sogar alles ist denkbar und möglich, alles ist mit allem verbunden, alles ist im Fluss, die Person ist Teil eines Ganzen und das Ganze ist Teil der Person. Die einzige Konstante ist die Veränderung. Die Welt besteht aus Widersprüchen, aus Potential und Manifestationen, und nur wenn diese ins Denken und Handeln eingebunden werden, kann letztlich wirkliche Erkenntnis erzielt werden.

Bei einem derartigen Denken wird die Synthese, der Zusammenhang, das Zusammenspiel gesucht. Zusammenhänge und die Verbindung von verschiedensten, zum Teil sich widersprechenden Gegebenheiten sind wichtig. Die derartige Sicht fordert und fördert die weitsichtige Beobachtung und die Intuition.

Bei der am Phänomen orientierten Sicht stellt sich für viele Menschen in unserer Kultur, die eher am Beweisbaren orientiert sind, natürlich in besonderem Maße die Frage nach der Zuverlässigkeit. Wir zögern, vermuten – oftmals nicht ganz zu Unrecht – Scharlatanerie und verschließen uns. Dabei könnte uns der Miteinbezug der zusätzlichen Sicht, gerade bei komplexen, dynamisch komplexen und erst recht bei dynamisch hochkomplexen Situationen erweiterte Horizonte eröffnen und uns zu neuen Erkenntnissen führen (mehr dazu in meinem Buch *Ayurvedische Psychologie*).

Gegenüberstellung der beiden Sichtweisen

Wenn wir die beiden Sichtweisen einander gegenüberstellen, ergibt sich stichwortartig Folgendes:

Rationalität	Spiritualität
Logik, Ursache – Wirkung	Orientierung am Phänomen, Ganzheitlichkeit
Lineare Sicht – lineare Problemlösung durch Aufspaltung und Zusammensetzen	Einsicht, dass viele Probleme komplex, dynamisch komplex und dynamisch hochkomplex sind und dass lineare Lösungen hierbei nicht weiterführen
Schuldzuweisung	Einsicht der Selbstverantwortlichkeit (Karma)
Detailwissen, Auftrennung, Ausklammerung, Ausgrenzung	Zusammenhänge, Ganzheitlichkeit
Die Mess- und Beweisbarkeit wird als Methode angesehen, um über Wahrheit und Unwahrheit zu entscheiden	Am Phänomen und an der Wirkung orientiert, nicht am Erklärbaren (Akzeptanz des Nichterklärbaren)
Kausale Suche nach Fakten und Zusammenhängen	Phänomenologische, beobachtende Suche nach Erkenntnis
Materie ist Realität, Materialismus	Materie ist Täuschung, das einzig Reale ist das wahre Selbst
Ziel: Materielles, gewinnmaximierendes Wachstum (Kapitalismus); minimaler Aufwand – maximaler Ertrag (shareholder value)	Ziel: Geistig-spirituelle Entwicklung (mystisch)
Besitzdenken: Wie kann ich möglichst viele Güter anhäufen?	Selbstentwicklung: Was muss noch gelernt werden?
Kurzfristiges Nutzendenken	Langfristiges Befreiungsdenken (Loslösung vom Ego, von Anhaftungen)

Selbstidentifikation über das Materielle, den Körper	Selbstidentifikation mit dem wahren Selbst
„Entweder-oder"-Denken	„Sowohl-als-auch"-Denken
Streben nach bestmöglichem Wirkungsgrad, Leistungsoptimierung und Genuss	Streben nach universeller Weisheit

Es ist schon bemerkenswert, wie die Menschen aller Kulturen vor Hunderten, ja Tausenden von Jahren über viele unglaubliche spirituelle Erkenntnisse verfügten, die mangels Beweisbarkeit infolge der Entwicklungen des Zeitalters der Aufklärung zwischenzeitlich in Vergessenheit gerieten. Erfreulicherweise kommen alte Weisheiten heute zum Teil wieder zum Vorschein oder werden – in ganz anderen Zusammenhängen – wieder neu entdeckt. Die in der westlichen Welt entstandene Quantenphysik (beispielsweise beim Doppelspaltexperiment), der Ansatz des vernetzten Denkens und die moderne Chaostheorie gehen hier neue Wege und bemühen sich, ein verändertes Verständnis der Realität aufzuzeigen, um die Einseitigkeit und Begrenztheit des Logisch-Rationalen aufzuweichen.

Materielle und feinstoffliche Sicht in der ayurvedischen Psychologie

Klientinnen und Klienten, welche in die ayurvedisch-psychologische Beratung und Therapie kommen, tun dies größtenteils mit einer materiellen Sicht und einer logisch-analytischen Herangehensweise, denn sie sind ja in der entsprechend geprägten Kultur aufgewachsen. Sie nehmen wahr, was sie gerade beschäftigt, und fragen sich unter anderem, warum das bei ihnen so ist und vor allem, wie sie (so schnell wie möglich) wieder problemfrei, zufrieden und gesund werden können.

Die Frage nach dem „Warum" führt bei Menschen und ihren Problemen zu Antworten nach einer rein privaten Logik. Dabei werden nach dem eigenen Wertesystem und einem möglichen Selbstschutzmechanismus aus dem Gedächtnis heraus wichtige Fakten, wie sie ihnen in den Sinn kommen und passend erscheinen, miteinbezogen. Dies führt nicht selten zu selbst entlastenden Begründungen und zur Zuweisung von Schuldigen. Meist handelt es sich dabei um die Erinnerung an Ereignisse, harte Fakten und erinnerte Empfindungen.

So logisch die Erklärungen auch erscheinen mögen, bei der historischen Betrachtung handelt es sich immer um eine subjektiv-selektive, reduzierte Auswahl von Daten aus einer riesigen Menge von Ereignissen, die zudem noch sehr komplex miteinander verwoben sind.

> **Beispiel:** Weil sein Vater autoritär war und ihn geschlagen hat, hat jemand eine Machtproblematik und Angst vor Vorgesetzten.

Dieses vielleicht etwas plakative Beispiel zeigt auf, wie zum Teil reduktionistisch, selektiv und dabei nach Schuldigen suchend analysiert wird. Wer derartige Erklärungen findet und auch noch an sie glaubt, erfährt wenigstens eine innere Entspannung: Das Rätsel hat sich aufgelöst – alles ist an seinem Platz und „es" geht auf. So kann es innerlich abgehakt werden, doch zu einer wirklichen Lösung des Problems führen diese Zusammenhänge nur in Ausnahmefällen. Vielmehr müssen sich diese Menschen schmerzlich eingestehen, dass sie zwar „wissen", warum sie Probleme haben, dass sich das Problem damit aber nicht gelöst hat.

Was nützen jedoch solche „Erkenntnisse"? Eigentlich nichts, außer dass sie eine fassbare, lineare Logik und vermeintliche Klarheit in ein dynamisch hochkomplexes Geschehen hereinbringen, was beruhigend wirkt. Solche vereinfachten linearen Erkenntnisse entlasten jedoch höchstens von Schuld, bestätigen das Opferdenken und verführen oft noch dazu, selbst keine

Verantwortung für das Geschehene und vor allem das aktuelle Geschehen zu übernehmen. Zudem verstärken sie, ayurvedisch-psychologisch gesehen, die Anhaftung, das Festhalten an einer Theorie, was persönliche Wachstumsschritte weitgehend unmöglich macht (siehe Abschnitt *Der äußere Geist,* ab Seite 58).

Natürlich wollen leidende Menschen möglichst schnell Linderung erfahren, Lösungen für ihre Probleme finden. Nicht selten verschärft die heutige schnelle Lebensweise auch hier das Tempo und den Druck darauf, möglichst rasch eine Lösung finden zu wollen. Die dadurch aufkommende verständliche Ungeduld führt dazu, dass man die Tendenz hat, sich weniger mit dem „Hier und Jetzt", mit dem eigenen aktuellen Zustand zu befassen, als vielmehr eine in der Zukunft liegende Lösung für ein Problem zu finden, das man jedoch noch gar nicht richtig angeschaut hat.

So sind Rat suchende Menschen meist mit zurückliegenden Erinnerungen und Gedanken an die Vergangenheit, mit der Suche nach Gründen oder Schuldigen oder mit in der Zukunft liegenden Lösungsansätzen beschäftigt. Sie versäumen es nicht selten oder lehnen es sogar ab, sich gründlich mit ihrer aktuellen Befindlichkeit auseinanderzusetzen, zumal dieser momentane Zustand ja nicht gerade erfreulich ist und wenig Lust darauf macht, diesen genauer anzuschauen. Dabei vergessen wir jedoch eine sehr naheliegende Tatsache: dass Wachstum nämlich immer im Hier und Jetzt stattfindet.

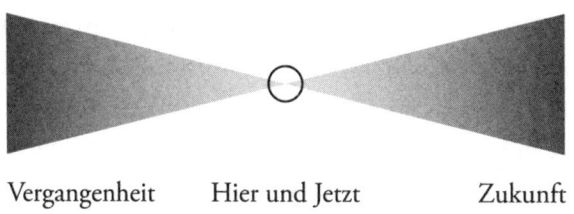

Vergangenheit   Hier und Jetzt   Zukunft

Abbildung 1: Das Zeitmodell

Das Modell zeigt auf, dass sich die Vergangenheit, je mehr sie sich dem Hier und Jetzt annähert, zuspitzt und aufhellt. Anders gesagt, je näher das Vergangene zurückliegt, desto klarer können die Fakten und Zusammenhänge erinnert und zusammengefügt werden. Je weiter die Vergangenheit zurückliegt, desto mehr sind Fakten und Zusammenhänge verdunkelt und desto mehr überlagern und vermischen sich auch die Erinnerungen. Hinzu kommt noch die persönliche und selektive Färbung der Erinnerung durch die momentane Stimmungslage, durch bewusste oder unbewusste Absichten oder durch den mittlerweile zurückgelegten Reifungsprozess. Das, was damals für mich gestimmt hat, erscheint mir heute möglicherweise peinlich. So geht es doch den meisten, wenn sie beispielsweise Fotos von früher anschauen und sich darüber wundern, welche Mode man früher als schick empfunden hat und wie lächerlich das möglicherweise heute wirkt.

> **Beispiel:** Eine Klientin kann sich noch genau daran erinnern, in welchen Zug sie wann und wo eingestiegen ist, um in die Therapie zu kommen, und kann auch die Eindrücke der Bahnfahrt ziemlich genau rekonstruieren. Wenn sie jedoch erzählen möchte, wie sie eine Zugreise als 10-jähriges Mädchen erlebt hat, sind die Eindrücke schon ziemlich verschwommen; auch wenn sie sagt, dass sie sich noch genau erinnern kann, wird es sich um eine selektivere und gefärbtere Schilderung handeln als bei der Erinnerung an kurz Zurückliegendes.

Genauso verhält es sich mit der Zukunft: Je näher die Zukunft vor Augen liegt, desto klarer können auch Aussagen über die künftige Entwicklung gemacht werden. Je weiter die Zukunft vor einem liegt, desto unwahrscheinlicher werden – wie bei einer Wetterprognose – Entwicklungen vorausgesagt werden können.

Beispiel: Eine Klientin kann mit ziemlicher Bestimmtheit und hoher Wahrscheinlichkeit darüber Auskunft geben, was sie nach der Therapiestunde machen wird. Müsste sie jedoch sagen, wie die nächste Woche bei ihr aussehen könnte, würden die Aussagen mit Sicherheit schon sehr viel spekulativer und unwahrscheinlicher.

In der ayurvedisch-psychologischen Beratung und Therapie wird dem „Hier und Jetzt" und den aktuell ablaufenden feinstofflichen Prozessen größte Beachtung geschenkt. Es geht nicht in erster Linie darum, Erklärungen zu finden, sondern – zusammenfassend beschrieben – vielmehr darum, bei sich selbst nachzuspüren, wie sich der aktuelle Zustand anfühlt, die innere Stimme, die Sprache der übergeordneten natürlichen Intelligenz wahrzunehmen und dem wahren Selbst näherzukommen, um von innen heraus zu wachsen.

Beispiel einer ayurvedisch-psychologischen Beratung im Überblick

Die therapeutisch wertvollsten und wachstumsorientiertesten Aussagen sind solche, die sich auf die anwesende Person im Hier und Jetzt beziehen. Sie geben Auskunft über das, was sie gerade denkt, was sie im Moment empfindet oder wie sich ihr Körper bemerkbar macht, auch wenn sie gerade von Themen spricht, die in der Vergangenheit stattgefunden haben oder in der Zukunft stattfinden werden. In einer derartigen Selbstexploration wird das feinstoffliche Erleben bewusster und so kommt der Mensch sich selbst tatsächlich näher.

Genau an dieser Stelle setzt die ayurvedisch-psychologische Beratung und Therapie neue Akzente. Die Klienten werden durch die Berater nach einiger Zeit von ihren materiell-logischen Sichtweisen und Gedankengängen in eine gegenwartsbezogene feinstofflichere Wahrnehmung ihres Zustandes geführt. Dies geschieht einerseits durch die Unterstützung der Selbstexploration und andererseits durch die Anwendung von spirituellen Methoden, mittels derer man die Macht des von außen gelenkten Bewusstseins entschärfen und den Kontakt zum tiefer liegenden inneren Geist und letztlich zum wahren Selbst herstellen möchte. Aus diesen tieferen Schichten der Psyche kommen die feinstofflichen Lösungsansätze, die in den nachfolgenden Kapiteln genauer erklärt werden.

> **Beispiel:** Eine 30-jährige Frau kommt mit dem Problem in die ayurvedisch-psychologische Beratung, dass sie ihren Exfreund, mit dem sie fünf Jahre lang eine mehr oder minder zufriedenstellende Beziehung hatte, einfach nicht loslassen kann; dabei ist sie eigentlich auch froh, dass die beschwerliche Zeit, die sie in den letzten Monaten ihrer Beziehung erlebt hatte, nun vorbei ist. Sie selbst hatte die Trennung herbeigeführt und fühlt sich wieder frei, eigentlich glücklich und trotzdem kreisen ihre Gedanken immer wieder um diesen Exfreund. Sie kann sich bei der Arbeit kaum konzentrieren, wird manchmal plötzlich sehr traurig und kann sich – auch noch acht Monate nach der Trennung – nicht auf andere Beziehungen einlassen. Die Fragen, die sie sich stellt und auch vorher schon hundertmal gestellt hat, sind: Warum kann ich diesen Exfreund nicht loslassen, obwohl ich über die Trennung froh bin? Wie schaffe ich es, ihn endlich auch gedanklich loszulassen?

Diese Fragen bringen die Frau aber nicht weiter. Sie bewirken jedoch, dass sie sich selbst negativ bewertet und denkt: „Was bin ich doch für eine dumme Kuh ...!"

Im explorativen Gespräch zu Beginn der Beratung werden – analog zur westlichen psychologischen Beratung und Therapie – die momentane Situation und die aktuellen Empfindungen der Klientin besprochen. Nicht die Frage „Warum" steht im Zentrum, sondern die Frage, was erlebt die Klientin im Moment, wenn sie an das Festhalten an ihrem Exfreund denkt.

Dann geht es in einem zweiten Schritt darum, der Klientin die ayurvedisch-psychologischen Zusammenhänge zu erklären. Wir nennen diesen Schritt „Information". Die Klienten sollen wissen, wie die ayurvedische Psychologie die erlebten Phänomene erklärt und welche Wege zur Problembearbeitung begangen werden. Die Information dient vor allem der Transparenz, welche Vertrauen erzeugen soll. Die Klienten sollen wissen, was die ayurvedische Psychologie zu ihrem Problem sagt und was genau mit den eingesetzten Methoden bezweckt wird.

Beispiel: Ausgehend vom obigen Beispiel wird in Kurzform der Inhalt der Information dargestellt, was ungefähr fünf Minuten dauert:
Aus dem Zusammenleben mit dem Freund sind bei der Klientin in der tieferen geistigen Schicht (Chitta) Prägungen entstanden, die sich nicht so schnell und vor allem nicht willentlich, sondern nur mit feinstofflicher Arbeit auflösen lassen. Zudem sind sicher auch noch in der äußerlichen Egoschicht (Ahamkara) gewohnheitsmäßig-identifikatorische Einflüsse und vor allem Anhaftungen spürbar, wie beispielsweise: „Ich gehöre zu ihm", oder „Er gehört zu mir".
Nun folgt in Kurzform die Darstellung der Wege für eine Problembearbeitung:
Durch eine ausgesuchte rituelle Handlung (z. B. das Begraben von einem Gegenstand des Exfreundes) wird ein bewusst vollzogener Abschluss der Beziehung vorgenommen. Durch angeleitete Meditation wird die spirituelle Entwicklung gefördert, damit eine Annäherung zu den tieferen Schichten der Psyche und zum eigenen Selbst stattfinden und somit der anhaftende Einfluss der äußeren Egoschicht gemindert werden kann (siehe auch Kapitel 3).

Im dritten Teil der Beratung und Therapie kommen die spirituellen Methoden zur Anwendung, mittels derer die blockierenden Aspekte gelöst werden sollen, was weiter oben bereits beschrieben wurde und was im Abschnitt *Spirituelle Arbeit zur Auflösung von Blockaden,* ab Seite 171 genauer erklärt wird.

Im explorativen Gespräch und in weiten Teilen der Information findet zunächst vor allem die materielle Sichtweise Berücksichtigung. Durch die Interventionen des Beraters werden die feinstofflichen Zusammenhänge angebahnt, wie beispielsweise durch die Frage: „Wie reagiert jetzt gerade Ihr Körper, wenn Sie mir von Ihrem Freund erzählen?" Spätestens dann, wenn es in der Information um die Lösungswege geht und insbesondere beim tatsächlichen Einsatz der spirituellen Methoden, begeben wir uns definitiv in die feinstoffliche Sichtweise.

Das Zeitmodell im Alltag

Die eindrücklichsten Momente im Leben eines Menschen sind diejenigen, in denen er mit seinem Bewusstsein voll und ganz im „Hier und Jetzt" ist und seinen momentanen geistig-emotional-körperlichen Zustand bewusst erlebt.

Viele Menschen verpassen jedoch förmlich das Leben, weil sie andauernd in der Erinnerung, also im „Dort und Damals", sprich in der Vergangenheit, leben oder weil sie sich andauernd mit der Zukunft befassen. Die Angewohnheit, sich Sorgen zu machen, Pläne zu schmieden, Strategien zu entwickeln, bezieht sich immer auf die Zukunft. In Erinnerungen zu leben kann zwar schön sein, lenkt jedoch ebenfalls vom „Hier und Jetzt" ab und bedeutet, dass man die Tendenz zum Festhalten hat – und Festhalten beeinträchtigt das Wachstum.

Eine weitere Möglichkeit, das „Hier und Jetzt" zu verpassen, besteht darin, gleichzeitig an verschiedene Dinge zu denken. Da man dies eigentlich gar nicht kann, oszilliert der Geist permanent zwischen den verschiedenen Dingen hin und her, was ihn so ablenkt, dass er gar nicht ruhig im Hier und Jetzt weilen kann.

Zusammenfassung und Schlussfolgerung

Ein wichtiger Schritt in der persönlichen Entwicklung ist gemacht, wenn es jemandem gelingt, die materialistische Sichtweise unserer Kultur durch die feinstoffliche Sichtweise zu ergänzen. Es geht nicht um die Frage, welcher der beiden beschriebenen Denkansätze, der materielle oder der feinstoffliche, der richtige und welcher der falsche ist. Das wäre aus unserer Perspektive geradezu ein Verharren in der „Entweder-oder-Sicht". Wir sehen in beiden Denkweisen Vor- und Nachteile und gelangen bei der sich ergänzenden Verbindung der zwei Ansätze zu Einsichten, die uns problematische Situationen und Konflikte aus neuen Perspektiven betrachten und angehen lassen. So können weitsichtige, neuartige und weise Lösungen gefunden werden.

Was die Menschheit nicht weiterbringt, ist der Streit zwischen naturwissenschaftlich denkenden Anhängern der materiellen Welt und Anhängern der spirituellen Welt. Die weitverbreitete Denkweise, dass, wenn etwas richtig ist, das andere falsch sein muss, mag auf den ersten Blick zwar überzeugend sein, ist auf den zweiten Blick jedoch oberflächlich und hat nur eine begrenzte Gültigkeit, die oft zu erbitterten, konfrontativen, blockierenden Positionsbezügen und Auseinandersetzungen führt. Die korrekte Wahrnehmung der Wirklichkeit und damit auch die wirksame therapeutische Intervention, ebenso jedoch auch umfassende, treffende und nachhaltige Problemlösungen in allen Lebensbereichen können unseres Erachtens nur dadurch geschehen, dass beide Sichtweisen, die naturwissenschaftliche und die spirituelle, miteinander in Verbindung gebracht werden.

Dies war in früheren Zeiten – beispielsweise im alten Ägypten – oder ist auch in der Gegenwart bei naturnäheren Völkern stärker verwirklicht, wo Heiler zugleich Ärzte und Priester waren oder sind, wo sich beweisende Naturwissenschaft mit Magie und Glauben vereinigte und auch heute noch vereinigt.

Mit einer ganz eindrücklichen Symbolik demonstrieren uns das die Lehre und der Glaube des Hinduismus, die aus der vedischen Philosophie hervorgegangen sind, mit ihren Göttern und Göttinnen. Diese verkörpern in Indien nur bestimmte Aspekte des Göttlichen oder Brahman, das allgegenwärtig, ohne Attribute und Eigenschaften und damit für die Menschen schwer fassbar ist. Brahma, Vishnu und Shiva sind die drei Hauptgötter (Trimurti), welche die drei Manifestationen des Göttlichen und das logisch-analytische Prinzip verkörpern, nämlich das Erschaffen, das Bewahren und das Umwandeln (Zerstören). Diese drei Manifestationen können sich aus hinduistischer Sicht jedoch nur dann verwirklichen, wenn jeder dieser drei Götter ein weibliches, feinstoffliches Wirkprinzip, eine Göttin, eine „Shakti" zur Seite hat. So sind Brahma mit Sarasvati, Vishnu mit Lakshmi und Shiva mit Parvati (auch als Durga, Uma, Mahadevi, Kali u. a. verkörpert) verbunden und können auf diese Weise ihre unglaubliche Wirkung entfalten (siehe Kapitel 6, *Die Aktivierung der weiblichen Kraft Shakti*).

> Alle Wesen existieren nur vorübergehend. Vor der Geburt sind sie unmanifestiert. Bei der Geburt nehmen sie dann eine manifeste Form an. Und bei ihrem Ende werden sie wieder unmanifestiert. Was an alledem sollte einen bekümmern? Das Bekümmertsein über das Vorübergehende erschöpft nur deine Energie und hält dein spirituelles Wachstum auf.
>
> *(Bhagavad Gita 2.28)*

2. Entwicklung und Wachstum

Das Wort „Entwicklung" bezeichnet die Tatsache des Wandels, den rhythmischen Vorgang von Entstehung über die Veränderung bis zum Vergehen. Das anschaulichste Beispiel dafür ist die Entwicklung der Pflanzen im Rhythmus der Jahreszeiten. Sie kommen, verändern sich und gehen – kommen möglicherweise im nächsten Frühjahr wieder, verändern sich erneut und ziehen sich im Herbst wieder zurück usw.

„Wachstum" bedeutet, allgemein gesagt, die Zunahme von Quantität und Qualität innerhalb eines Entwicklungsstadiums. Bei den Pflanzen ist dies die Zunahme an Größe, das Hervorbingen von Früchten usw., je nach Entwicklungsstadium.

Entwicklung und Wachstum laufen in der Natur Hand in Hand und befinden sich im gesunden Einklang miteinander, sofern nicht von außen eingegriffen und das Wachstum – mit mehr oder weniger erträglichen Folgen – beschleunigt oder behindert wird.

Beispiel: Mit Düngen soll das Wachstum der Pflanzen beschleunigt werden, sodass der Bauer die Wiese im Jahresverlauf drei- anstatt zweimal und mit größeren Erträgen mähen kann. Mit Gift stoppen viele Hobbygärtner das Wachstum von sogenanntem Unkraut, also unerwünschten Pflanzen. Mit „Dünger", sprich Fördermaßnahmen, werden Kinder beispielsweise in ihrem geistigen Wachstum beschleunigt, beispielsweise mit Chinesischunterricht für Dreijährige. Mit „Gift", sprich neurotischen Einschränkungen und übertriebener Kritik, behindern wir beispielsweise das selbstbestimmte, kreative Wachstum von Kindern. So erzeugen und maßschneidern wir die Kinder, die wir haben wollen – oder versuchen es wenigstens.

Potential und Realisierung

Eine Analogie soll das Verhältnis von Entwicklung und Wachstum und damit das Vorhandensein eines Potentials und dessen mögliche Realisierung noch deutlicher machen: Wir befinden uns in einem Haus, in dem sich der Reihe nach in rhythmischer Abfolge eine Tür nach der anderen öffnet. Dies wäre die Analogie von Entwicklung. Jede Tür bedeutet eine Entwicklungsmöglichkeit. Wenn wir durch die Tür in das Zimmer hineingehen, haben wir die Möglichkeit, das Zimmer genauer zu entdecken, Erfahrungen zu machen und dazuzulernen. Wachstum findet statt, indem sich das Potential, das im Zimmer geschlummert hat, aktualisiert. Bereichert verlassen wir daraufhin das Zimmer wieder und begeben uns zur nächsten offenen Tür. Wir können auch achtlos an der Tür vorbeigehen, dann nehmen wir eine Wachstumsmöglichkeit nicht wahr, oder wir bleiben stehen und dann öffnen sich die nächsten Türen vergeblich. Das Stehenbleiben symbolisiert die blockierte Entwicklung und damit das blockierte Wachstum: Ich hätte die Möglichkeit mich zu entwickeln und zu wachsen, nehme sie jedoch nicht wahr.

Wenn wir im Zusammenhang mit der ayurvedischen Psychologie von Entwicklung sprechen, meinen wir die Realisierung oder die entwicklungsgemäße „Ausfaltung" von Potential.

Beispiel: Ein sechs Monate altes Kind kann, von seiner Entwicklung her, noch nicht auf seinen eigenen Beinen stehen. Dieses Potential faltet sich in der Regel erst nach zwölf Monaten aus.

Auch im Erwachsenenalter finden – neben ständigem geistigem Wachstum, das sich durch Erfahrung und Lernen vollzieht – interessante Entwicklungsschritte statt, die einfach etwas diskreter ablaufen und weniger automatisiert wahrgenommen werden als bei Kindern und Jugendlichen. In unserem Zusammenhang beschränken wir uns auf zwei ganz wesentliche, miteinander verbundene Entwicklungsschritte, die nicht alle Erwachsenen machen, die jedoch für das spirituelle Wachstum von entscheidender Bedeutung sind. Bei diesen beiden Entwicklungsschritten entscheidet es sich, ob bei einem Menschen spirituelles Wachstum möglich wird oder nicht. Mit der oben beschriebenen Analogie kann dies folgendermaßen erklärt werden: Im Verlaufe des Lebens öffnen sich zwei Türen. Geht jemand nun durch die geöffneten Türen hindurch, um damit spirituelles Wachstum zu ermöglichen, oder geht er achtlos an den offenen Eingängen vorbei? Die an den geöffneten Türen vorbeigehende Person sieht zwar die offene Tür, geht aber vorbei und stellt fest: Ah ja, da ist doch was! Das heißt, sie nimmt das Thema rein intellektuell wahr, verpasst jedoch die Wachstumschance.

Beim ersten der oben genannten Entwicklungsschritte für das spirituelle Wachstum handelt es sich um den Schritt von der materialistisch-logisch-analytischen Sicht der Welt zur feinstofflichen Sicht des Kosmos; zur tiefen Akzeptanz, dass es mehr gibt als das mit den Sinnesorganen Fassbare, Beweisbare, so wie es im Kapitel 1 *Materielle Welt – feinstoffliche Welt* ausführlich beschrieben wurde. Damit verbunden ist die Bereitschaft, auch an feinstoffliche Phänomene zu glauben, denn dies ist die Voraussetzung dafür, dass wir – systemtheoretisch ausgedrückt – mit dynamisch hochkomplexen Situationen und Abläufen erfolgversprechend umgehen können.[7] Darin ist auch das Bewusstsein eingeschlossen, dass in diesem Kosmos alles mit allem zusammenhängt, ich ein Teil des Ganzen bin und das Ganze ein Teil von mir ist.

Als zweiter Entwicklungsschritt für das spirituelle Wachstum muss bei einem Menschen die Einsicht reifen, dass Selbstreflexion, das Nachdenken über das eigene Denken, Fühlen und Verhalten, das konstruktiv-kritische Hinterfragen der eigenen Person nötig ist, um persönlich vorwärtszukommen. Konstruktiv-kritisch ist hier im Gegensatz zu destruktiv-kritisch zu verstehen, wodurch Selbstzweifel und damit persönliche Verunsicherung genährt werden.

Bei beiden Punkten handelt es sich um echte Entwicklungsschritte, die weit über die rein intellektuelle Akzeptanz hinausgehen. Es reicht nicht aus, lediglich zu wissen, dass es feinstoffliche Phänomene gibt, und darüber zu reden. Es geht um eine grundsätzliche Haltung, die als Entwicklungsschritt entstehen muss, damit spirituelles Wachstum möglich wird. Ebenso verhält es sich auch bei der grundsätzlichen Bereitschaft zur Selbstreflexion.

Der Unterschied zwischen einem Entwicklungsschritt mit gelungenem Wachstum und dem Aneignen von rein intellektuellem Wissen wird am besten durch das nachfolgende Beispiel verdeutlicht:

> **Beispiel:** Die Ereignisse in unserer „globalisierten" Welt zeigen uns deutlich auf, dass wir in hohem Maße gegenseitig voneinander abhängig sind (Interdependenz), dass ein Ereignis auf der einen Seite der Erdkugel nicht voraussagbare Auswirkungen auf der anderen Seite haben kann. Jeder, der dies zur Kenntnis genommen hat, weiß: Wir sind in hohem Maße voneinander abhängig. Dabei handelt es sich jedoch um ein rein intellektuelles Wissen, welches auf das Verhalten – wenn überhaupt – nur eine geringfügige Auswirkung hat. Wir verhalten uns oft so, als wären wir unabhängig oder einseitig abhängig. Im Bewusstsein der Interdependenz ver-

halten wir uns erst, wenn der Entwicklungsschritt gemacht worden ist (siehe dazu Abschnitt *Der siebte Schritt*, ab Seite 126).

Anhand des ayurvedischen Koshamodells erläutern wir im nachfolgenden Abschnitt *Wachstum erklärt am ayurvedischen Koshamodell* den Wachstumsprozess, der zwischen nur intellektueller Wahrnehmung und tiefer Einsicht vollzogen werden muss.

In den vedischen Vorstellungen geht man bei Entwicklung auch von größeren Zeiträumen aus, die nicht nur aus einem Leben bestehen. Die vollständige Entwicklung des Lebewesens geht über mehrere irdische Daseinszyklen und deshalb nimmt man die Wiedergeburt (Reinkarnation) an. Diese ist nötig, damit sämtliche Lektionen gelernt werden können, die gelernt sein müssen, um letztlich zu dem zu werden, der man in Wahrheit ist. Das Lernen selbst würden wir in diesem Zusammenhang dann als Wachstum sehen, in seiner höchsten Form als spirituelles Wachstum.

Kommen wir nochmals auf das Wort „Potential" zurück: Damit meinen wir Möglichkeiten, bestimmte Anlagen für ein Ereignis. Dabei sollten wir nicht den Fehler begehen, Potential als statisch anzusehen, wie man das beispielsweise tut, wenn man nur die Erbanlagen als Potential anschaut. Es ist nicht so, dass ein Lebewesen am Tag seiner Geburt ein für allemal mit sämtlichen Potentialen ausgerüstet ins Leben tritt. Potentiale können sich auch im Laufe des Lebens durch inneres gegenseitiges Einwirken und äußere Einflüsse heranbilden.

Hans-Peter Dürr, der bekannte Quantenphysiker, beschreibt dies folgendermaßen: „Die alte Potentialiät in ihrer Ganzheit gebiert die neue und prägt neue Realisierungen, ohne sie jedoch eindeutig festzulegen. In diesem andauernden Schöpfungsprozess wird ständig ganz Neues, Noch-nie-Dagewesenes geschaffen. Alles ist daran beteiligt. Das Zusammenspiel folgt bestimmten Regeln. Physikalisch wird es beschrieben durch eine

Überlagerung komplexwertiger Wellen, die sich verstärken und schwächen können (Anm. Interferenz) ... Der zeitliche Prozess ist nicht einfach Entwicklung und Entfaltung, ein ‚Auswickeln' von schon Bestehendem, von immer-währender Materie, die sich nur eine neue Form gibt. Es ist echte Kreation: Verwandlung von Potentialität in Realität".[8]

Neuerdings wird diese These der Kreation von neuem Potential auch von der Epigenetik mit ihren naturwissenschaftlichen Studien bestätigt.

> **Beispiel:** Eine Person hat das Potential, Geschichten zu erfinden, weiß jedoch nichts davon und macht nichts daraus. Sie hat ihr Potential nicht entwickelt. Sobald sie jedoch anfängt, Geschichten zu schreiben, kann sie ihr Potential entwickeln.
> Das Potential, Geschichten zu erfinden, war möglicherweise schon früh angelegt und schon als Kind fiel die betreffende Person mit ihrer blühenden Phantasie auf. Hinzukommen mussten aber auch neue Potentiale, die sich gegenseitig zur Realisierung hochschaukelten, wie z. B. die Fähigkeit zu schreiben, ermunternde Impulse von außen sowie auch die zeitlichen und finanziellen Möglichkeiten, bis es schließlich zur schriftstellerischen Tätigkeit kam.

Die in einer Person schlummernden Potentiale können mit der „potentiellen Energie" in der Energielehre der Physik verglichen werden. Damit ist die gelagerte Energie gemeint, die je nach Situation realisiert, d. h. in kinetische Energie umgewandelt werden kann.

> **Beispiel:** Das Wasser in einem Stausee ist gelagerte Energie. Wird die Schleuse geöffnet, setzt sich das Wasser in Bewegung, womit sich die potentielle Energie, abhängig von der Situation, realisiert hat oder anders gesagt: Während wir beim Wasser im Stausee wenig Energetisches feststellen können, bekommen wir bei geöffneten Schleusen die frei gewordenen Kräfte zu spüren.

> Ein Talent, das ein Mensch für ästhetische koordinierte Bewegung hat, ist potentiell vorhanden; wenn er es entdeckt und umsetzt, wird die Realisierung sicht-, hör- oder spürbar. In diesem Falle würde das Talent sichtbar, wenn uns die betreffende Person eine rhythmische Sportgymnastikübung oder einen Ausdruckstanz vorführt.

Jedes Lebewesen bringt eine riesige Menge von Anlagen ins Leben mit und lässt – wie wir eben beschrieben haben – im Verlaufe des Lebens neue Potentiale entstehen. Diese Potentiale drängen nach Realisierung. Wir werden das im später folgenden Abschnitt *Potential und Energie* (ab Seite 50) noch sehen. Nun entscheidet es sich aus der Situation heraus, ob diese Anlagen sich entwickeln, welche Anlagen sich entwickeln, ob die Entwicklung von außen oder auch von der Person selbst gebremst oder gar blockiert wird.

Ein Leben bietet ungezählte Möglichkeiten, unsere Potentiale zu realisieren. Die Frage ist nur: Erkennen wir diese Gelegenheiten und geben wir uns selbst die Chance, unser Potential zur Aktion zu bringen, oder verhindern wir die Entwicklung bewusst oder auch unbewusst?

> **Beispiel:** Eine Mitarbeiterin mit ausgezeichneten beruflichen Qualifikationen und viel Erfahrung wird gefragt, ob sie Interesse daran habe, in der Fachausbildung von neuen Mitarbeitern ihre Fachkenntnisse als Referentin weiterzuvermitteln. Sie schlägt das Angebot aus, weil sie Angst vor dem Versagen hat. Damit beraubt sie sich der Chance, ein Stück ihres Potentials zu realisieren.

Die zweite, noch viel interessantere und wichtigere Frage ist: Leben wir unser Leben, bei dem wir unser ureigenstes Potential entwickeln können, oder leben wir ein fremdbestimmtes Leben, in dem wir zwar angelerntes, antrainiertes Wissen und erworbene Kenntnisse umsetzen können, unser wahres Potential jedoch weitgehend brachliegt?

> **Beispiel:** Der Schreiner, der für sein Leben gern mit Holz arbeitet und daraus selbst entworfene Möbelstücke schreinert, kann im Beruf sein kreatives Potential entfalten und sich selbst verwirklichen.
> Würde derselbe Mann in einem industriellen Sägewerk arbeiten, müsste sein kreatives Potential ein kümmerliches Dasein fristen.

Aus Sicht des Ayurveda bedeutet Wachstum ganzheitliche Zunahme, also beispielsweise der körperlichen Fähigkeiten (durch die Asanas beim Yoga), Zunahme der Wahrnehmungssensibilität, geistige Zunahme durch Erkenntnis und Lernen, Zunahme der Konzentrationskraft und mentalen Steuerungsfähigkeit bis hin zum spirituellen Wachstum. Durch die Entwicklung, wie wir sie oben beschrieben haben, also durch die Realisierung von Potential, sollten wir zu Wachstum kommen.

Beides, Entwicklung und Wachstum, erfordern Bewegung, d. h. die Bereitschaft und Fähigkeit zur Veränderung, zum Loslassen. Im Gegensatz zum Festhalten ist das Loslassen jedoch nicht angeboren. Im Klammerreflex beim Neugeborenen finden wir bereits die angeborene Fähigkeit festzuhalten, im Grunde genommen ein von Anfang an angelegter Egoanteil.

Dieses reflexartige Verhalten kann durch das ganze Leben hindurch beobachtet werden, denn immer wenn es für den Menschen irgendwie schwierig wird, kommt dieser Klammerreflex in unterschiedlicher Form zum Vorschein: muskuläre Verkrampfung, mentale Einengung bis Denkblockade, Unbeweglichkeit (starr vor Schreck sein), Festhalten an Bewährtem, Sprachlosigkeit, Anhäufung von Vorräten, Geiz und andere Formen.

Das Loslassen muss gelernt werden. Dies sieht man beispielsweise bei Kleinkindern, die schnell nach etwas greifen und zupacken, zum Beispiel die Haare eines Erwachsenen, und dann nur mit Mühe, allenfalls mit Kraft dazu gebracht werden können, wieder loszulassen. Auch hier meinen wir Loslassen in all seinen unterschiedlichen Facetten: körperliches Entspannen, geistige Flexibilität, Offenheit für Neues, Kreativität, Anpassungsfähigkeit, Ausdrucksfähigkeit, Großzügigkeit und andere Ausdrucksformen.

Das Grundkonzept der vedischen Philosophie und des Hinduismus ist auf Entwicklung und insbesondere auf spirituelles Wachstum angelegt. Durch spirituelles Wachstum und permanentes Lernen, Loslassen von Altbewährtem, soll der Mensch den Weg zum Kern des Selbst, dem Jivatman finden, damit die Einheit mit dem Universum (Advaita) erfahren werden kann und schließlich Befreiung (Moksha) erreicht wird: Damit kann – aus vedischer Sicht – die Seelenwanderung ihren Abschluss und der Mensch seinen tiefsten Frieden finden. Dabei ist das Ziel möglicherweise viel weniger wichtig als der damit verbundene Prozess, denn schon ab den ersten spirituellen Wachstumsschritten erleben wir, wie entspannend und wohltuend diese sein können. Auf dem spirituellen Weg zu sein bringt bereits inneren Frieden und die Fähigkeit, sich selbst und anderen in Frieden zu begegnen.

Wachstum erklärt am ayurvedischen Koshamodell

Koshas werden traditionell als grob- und feinstoffliche Hüllen bezeichnet. Wir bevorzugen eher die Begriffe „Bewusstseinsfelder", „Existenzsphären" oder „Wahrnehmungsebenen", da die Koshas nach unserem Verständnis ineinander hineinlaufende und – vom Annamaya-Kosha abgesehen – immaterielle Energiefelder sind, durch die ein Mensch sich selbst und der Welt begegnet.

Bewusstseinsfelder meint, dass sich das Bewusstsein im äußeren Geist (Manas/Ahamkara), im mittleren Geist (Buddhi) oder im inneren Geist (Chitta) befinden und entsprechende Qualitäten aufweisen kann.

Existenzsphären beschreibt, dass jemand in seinem Leben oder in einer bestimmten Lebensphase oder Lebenssituation in verschiedenen Schichten, manchmal auch fast ausschließlich in einer einzigen Schicht, wie z. B. in der intellektuellen, existieren kann.

Wahrnehmungsebenen sind die Bereiche, die auf einen Reiz ansprechen. Wenn ich beispielsweise eine Situation wahrnehme, kann diese mich rein intellektuell und gefühlsmäßig treffen; sie kann bei mir aber auch tief liegende Erinnerungen wecken und Energien mobilisieren.

Wir unterscheiden die folgenden fünf Koshas, die wir weiter unten auch in den Kontext zu den fünf ayurvedischen Elementen und zu ihrer Bedeutung für unser Leben setzen:

1. Annamaya-Kosha: physischer Körper
2. Pranamaya-Kosha: Feld der Energie und Lebenskraft
3. Manomaya-Kosha: Feld des Denkens und der Emotionen
4. Vijnanamaya-Kosha: Feld der Erkenntnis und der kosmischen Weisheit
5. Anandamaya-Kosha: Feld der unendlichen Liebe

Kosha	Element	Bedeutung
Annamaya-Kosha (grobstofflicher Körper)	Erde	• Verbindung des Bewusstseins mit dem Körper • Erdung im eigenen Körper
Pranamaya-Kosha (grob- und feinstoffliches Energiefeld)	Wasser	• Physiologische Funktionen • Versorgung der Organe mit Lebenskraft • Chakras leiten Prana weiter

Manomaya-Kosha (feinstoffliche Gedanken- und Emotionssphäre)	Feuer	• Sinnesgebundenes Denken – Fühlen – Handeln • Sitz des Ego und des „Alltags-Ich" • Lust- und Unlusterleben
Vijnanamaya-Kosha (feinstoffliches Intelligenzfeld)	Luft	• Intelligenz • Unterscheidungsfähigkeit • Entscheidungsfähigkeit
Anandamaya-Kosha (kausaler Körper)	Äther	• Spiritualität • Liebe • Glückseligkeit

Erkenntnis und geistiges Wachstum entstehen dadurch, dass Wahrgenommenes aus der materiellen Schicht, dem Annamaya-Kosha, in subtilere, feinstoffliche Felder des Geistes gelangt. Dadurch wird die Bewusstheit von einem Feld zum nächsten immer differenzierter und subtiler.

Die äußeren Koshas veranlassen uns dazu, uns mit einem wahrgenommenen Objekt zu identifizieren, uns aktiv damit auseinanderzusetzen. Je weiter sich die Information in die feinstofflichen Felder bewegt, desto mehr reduzieren sich die Anhaftungen. Dies ermöglicht uns, mit den Informationen auf eine weisere und abgeklärtere „sattvige" Art und Weise umzugehen und zu neuen Erkenntnissen zu gelangen. In den tiefsten Schichten kommt es zur völligen Loslösung vom wahrgenommenen Objekt, welche schließlich zu Gelassenheit und innerem Frieden, zum Zustand der Glückseligkeit (Ananda) führt.

In der *Taittiriya-Upanishad* werden die fünf Koshas als Bewusstseinsfelder beschrieben, die nicht abgegrenzt sind, sondern sich gegenseitig durchdringen.

Annamaya-Kosha (Sanskrit: *anna* – Nahrung, *maya* – Täuschung, Schleier, verhüllende Kraft Brahmans) entspricht dem materiellen Aspekt eines Lebewesens, dem wahrnehmbaren physischen Körper. Annamaya-Kosha kann als das ganze Materielle gesehen werden, das mit der Mutter Erde verbunden ist, welche ihrerseits wieder mit dem Kosmos und dem Sein verbunden ist.

Pranamaya-Kosha, bei uns auch als Ätherleib bezeichnet, umfasst das Energiefeld innerhalb des materiellen Körpers, die Lebenskraft. Pranamaya-Kosha ist sowohl das Feld der schöpferischen Lebenskraft als auch der Kraftquelle für die physischen Sinne eines Lebewesens. Pranamaya-Kosha ist eine dynamische Verbindungshülle zwischen allen Bewusstseinsfeldern.

Ob Pranamaya-Kosha noch zu den grobstofflichen oder schon zu den feinstofflichen Bewusstseinsfeldern gezählt werden soll, ist umstritten. Ich zähle es, zusammen mit dem Vijnana-maya-Kosha, zu den dynamischen Übergangsfeldern.

Manomaya-Kosha beinhaltet alles was mit Denken, den Gefühlen, bewussten Erinnerungen, Wünschen und Bedürfnissen zu tun hat. Manomaya-Kosha kann als das äußere Bewusstseinsfeld der Psyche angesehen werden. Es kann mit dem Ahamkara-Manas-Gebilde[9] gleichgesetzt werden, das sich ständig ausdehnen und an Einfluss gewinnen möchte. Es ist andauernd reagierend in Bewegung, sucht über die Sinne äußere Reize, die Glück, Freude und Befriedigung verheißen, und vermeidet Situationen, die Angst machen. Somit übernimmt es die Kontrolle über die Sinnestätigkeit und die Handlungsorgane.

Durch Manomaya-Kosha wird es über das Ego möglich, sich in dieser Welt zu orientieren, sich abzugrenzen, festzuhalten, zu bestehen und Erfahrungen zu machen. All unsere bewussten und unbewussten Ängste, Wut, Ärger, Enttäuschungen, Hass, aber auch positive Aspekte, wie Liebe, Freude, Zufriedenheit, Vertrauen u. a., haben Platz in diesem Bewusstseinsfeld.

Denken und Fühlen stehen stets in einem wechselseitigen Verhältnis. Deshalb kann Manomaya-Kosha als das aus Denken und Fühlen gebildete Feld bezeichnet werden.

Vijnanamaya-Kosha wird als „Feld der Intelligenz" bezeichnet. Es umfasst das heilige, universale Wissen, die natürliche

Intelligenz, die Klarheit, die unser Unterscheidungsvermögen schärfen. Es gibt uns die Fähigkeit, das Leben, so wie es sich entwickelt, anzunehmen und wertzuschätzen. Es „weiß", was gut ist für uns, was schädlich ist und was das richtige Maß ist. Hier liegt die Fähigkeit des gleichmütigen, unverfälschten Erkennens, des intuitiven Erfassens von komplexen Zusammenhängen und damit die Unterscheidungsfähigkeit. Hier werden Entscheidungen getroffen, die unsere Gesundheit, die natürliche Entwicklung und das Wachstum unterstützen und fördern.

Vijnanamaya-Kosha ist die dynamische Übergangshülle zwischen den äußeren feinstofflichen Bewusstseinsfeldern und dem innersten „göttlichen" Bewusstseinsfeld.

Anandamaya-Kosha stellt das tiefste, innerste Bewusstseinsfeld, das Feld der Glückseligkeit, der Liebe und Freude dar. Hier wird das Einssein mit dem Universum in all seinen Aspekten erlebt. Es ist der Ort der universellen Liebe, das spirituelle Herz. Anandamaya-Kosha wird auch mit der göttlichen Silbe OM in Verbindung gebracht und kann durch das Hören, Vorstellen oder Singen von Mantras in Schwingung versetzt werden.

Anandamaya-Kosha ist die Heimat unserer Seele, unseres göttlichen Selbst, und derjenige Aspekt von uns, der durch alle Inkarnationen hindurchgeht. Der Anstoß zur Erfüllung unserer Lebensaufgaben kommt aus dem Anandamaya-Kosha.

Mit zunehmendem persönlichem und spirituellem Wachsen werden die Bewusstseinsfelder immer tiefer transzendiert, bis zum innersten Wesenskern Atman. Auf diese Weise wird das Eins-Sein mit dem Kosmos erlebt und wir erfahren eine tiefe und grundsätzliche innere Liebe, die uns der Welt in Frieden begegnen lässt. Was auch immer uns widerfährt, wir sollten nie vergessen, dass das Heilende aus dem Anandamaya-Kosha kommt. Deshalb laufen die Bestrebungen in der ayurvedischen Psychologie grundsätzlich darauf hinaus, dass unsere Klienten und Patienten über spirituelle Übungen zu ihrem innersten Wesenskern vorstoßen.

Potential und Energie

Potential könnte auch mit dem Satz „Ich hätte die Möglichkeit zu ..." ausgedrückt werden. Wir können hier auch von einer unvollendeten Handlungsanlage sprechen. Wenn ich die Möglichkeit zu etwas habe, bedeutet das, dass ich an einem Punkt stehe und sehe oder zumindest unterbewusst ahne, was ich erreichen könnte. Sehr oft ist aber das, was ich erreichen möchte, nur sehr unklar zu formulieren, und zwar deshalb, weil es sehr verborgen im Unbewussten liegt. Der Mensch spürt dann einfach, dass er etwas anderes als das möchte, was er im Moment erlebt.

Man könnte das Bild von „Hier stehe ich und dorthin möchte ich ..." auch als Differenz zwischen „Istzustand" und „Sollzustand" bezeichnen. Dieser Gegensatz äußert sich im Menschen in einer Spannung, die angibt, wie viel Energie aufgewendet werden muss, um diesen Soll-Zustand zu erreichen.

Spannungen auszuhalten ist wenig lustvoll, ja frustrierend und deshalb hat der Mensch den mehr oder weniger starken Drang, Spannungen abbauen zu wollen. Für diesen Spannungsabbau mobilisiert er Energie, „das Vermögen eines Körpers, Arbeit zu verrichten", wie dies die Physik definiert. Um den „Sollzustand" zu erreichen, ist der Mensch also bereit, eine bestimmte Menge der vorhandenen Energie aufzuwenden. So erklärt sich die natürliche Tendenz eines Lebewesens, sich entwickeln und wachsen zu wollen, manchmal auch gegen äußere Widerstände. Der berühmte Psychologe Carl R. Rogers, einer der Begründer der Humanistischen Psychologie, spricht in diesem Zusammenhang von der „Selbstaktualisierungstendenz".[10]

An der Fassade unseres Fachwerkhauses konnten wir eines Tages im Sommer feststellen, dass ein Ast unseres Rosenbusches rund zwei Meter über dem Busch aus dem oberen Teil eines Fensterrahmens herauswuchs. Bei genauerem Hinsehen stellten wir fest, dass sich der Ast seinen Weg von ganz unten, dem unteren Fenstersims, durch den hölzernen Fensterrahmen hindurch bahnte, um ganz oben wieder ans Licht zu gelangen. Dieses Beispiel veranschaulicht, was wir mit Wachstum gegen Widerstände meinen. Hier war eine geballte Ladung an Energie notwendig, um diese Leistung, die Selbstaktualisierung, zu vollbringen. Zudem bemerkten wir, dass die Rosenknospen ganz oben noch verschlossen waren, während der Busch unten bereits am Verblühen war. Der betreffende Zweig hatte seine ganze Energie dafür gebraucht, um den Widerstand des Fensterrahmens zu überwinden, Energie, die oben zunächst für das Blühen fehlte. Doch auch die oberen Knospen öffneten sich später zu wunderschönen, roten Rosen, nur hatte der Ast für seine gewaltige Durchsetzungsleistung so viel Wachstumsenergie aufwenden müssen, dass dadurch eine zeitliche Verzögerung entstand.

Unbewusst vorhandene, nicht verwirklichte Potentiale binden Energie – Energie, die, wenn sie nicht in Arbeit umgesetzt wird, „herumliegt", was psychologisch gesehen zu innerer Spannung, Frustration und Resignation führt. Gerade weil diese Potentiale jedoch unbewusst sind, fallen auch die dazugehörigen negativen Gefühlszustände eher allgemein aus, als generelle Enttäuschung vom Leben oder Unzufriedenheit, die zu unspezifischem Missmut und zu Griesgrämigkeit führt. Die Folge ist sozusagen ein Leben von verpassten Chancen.

Ähnliches kann sich auch zeitlich begrenzt abspielen, beispielsweise dann, wenn Potential in einer bestimmten Lebensphase ungenutzt bleibt. Dies kann eine Krise auslösen, die im günstigen Fall zu Umwertungen führt. Eine Umwertung bewirkt, dass sich die Realisierungsschleusen für Potential wieder öffnen. In solchen Fällen ist oftmals beschleunigtes Wachstum zu beobachten. Im ungünstigen Fall führt die Krise jedoch zu Blockierungen, zum Festhalten oder Anhaften an den alten

Werten und damit zu einem krankmachenden Stillstand von Entwicklung und Wachstum.

Ganz konkret erleben wir das beim Burnout. Ein Burnout kommt nicht in erster Linie vom vielen Arbeiten, sondern davon, dass unbefriedigende, Angst machende oder ansonsten widrige Begleitumstände herrschen. Potential nicht realisieren zu können ist unbefriedigend und bei vielen Burnout-Patienten ist – neben anderen Faktoren – genau das der Hintergrund für ein Burnout: „Ich hätte die Fähigkeiten zu etwas und kann sie nicht einsetzen – stattdessen muss ich Energie für Dinge einsetzen, die mir eigentlich gar keine Freude machen ..." Solche und andere unbefriedigende oder Angst machende Situationen fressen viel mehr Energie, als sie bringen, was letztlich zum Burnout führt. Auch bei ausgebrannten Menschen sind die weiter oben beschriebenen Gefühlszustände von Frustration und Missmut zu beobachten.

> **Beispiel:** Ein Ingenieur ist Techniker geworden, weil ihn die Technik begeistert. Hier liegen seine Interessen, seine Stärken und hier ist er auch gut ausgebildet. Genau dieses Potential kann er aber, seit er Vorgesetzter geworden ist, nicht mehr ausleben. Vielmehr muss er nun mit Menschen umgehen und permanent an Sitzungen mit organisatorischen und strategischen Themen teilnehmen. Dieser Ingenieur macht – aus welchen Gründen auch immer - nicht das, was seinem wahren Potential entspricht.

Entwicklung und Wachstum in der heutigen Zeit

Ayurveda, das Wissen vom Leben, betont Entwicklung und Wachstum als zentrale Elemente eines gesunden Lebens. Nur wer sich in enger Verbindung mit der Natur verhält, sich an biologischen Rhythmen orientiert, im guten Kontakt mit sich selbst ist und auf seine innere Stimme hört, diese versteht und auch ernst nimmt, lebt im Frieden, ausgeglichen, gesund und ist arbeits- und liebesfähig. Die Begriffe „Arbeits- und Liebesfähigkeit" wählte Sigmund Freud übrigens, um Gesundheit zu definieren. Aus ayurvedisch-psychologischer Sicht können wir uns dieser Definition in vollem Umfang anschließen, auch wenn sie zwischenzeitlich viele Erweiterungen erfahren hat.

Was relativ einfach zu schreiben und zu lesen sein mag, erweist sich in unserem Leben tatsächlich als sehr komplex. Nicht die Natur gibt uns heute den Rhythmus vor, sondern ein künstlicher Stundenplan, der uns beispielsweise im Sommer wie im Winter das Aufstehen zur gleichen Zeit vorschreibt, obschon die Sonne im Sommer viel früher aufgeht als im Winter. Das Leben und Arbeiten in abgedichteten, beheizten, manchmal nur künstlich beleuchteten, klimatisierten Räumen lässt uns die Natur kaum noch spüren. Auch das Essen von konfektionierter, importierter, haltbar gemachter Nahrung, alles zu jeder Zeit, also nicht saisonal, entfernt uns von der Natur. Die laute, hektische Welt mit einer unglaublichen Reizüberflutung gibt uns wenig Chancen, uns mit uns selbst zu befassen, auf die leisen Töne der inneren Stimme zu hören und mit unserem wahren Selbst in Kontakt zu kommen.

Wir können die Welt und das Leben in dieser Welt nicht verändern und wollen schon gar nicht das Rad der Zeit zurückdrehen. Wichtig ist, dass wir uns dieser ungünstigen Gegebenheiten bewusst sind, dass wir innerhalb dieses Lebens Gelegenheiten schaffen, in denen wir bewusst und in genügendem Maße unsere Entwicklung und unser Wachstum fördern. So können wir etwas für unsere Gesundheit tun. Konkrete Vorschläge dazu folgen im Kapitel 5, *Wachstum nach innen*.

Erstaunlicherweise wirkt jedoch der in der Natur angelegte Plan, dass Lebewesen sich entwickeln und wachsen sollen, so stark, dass der Entwicklungsimpuls trotz der eben geschilderten widrigen Umstände dennoch zum Tragen kommt. Wie der Rosenzweig von Seite 50, entwickeln wir uns und wachsen trotz aller äußerer Widerstände. Nur gehen Entwicklung und Wachstum möglicherweise in eine unvorhergesehene Richtung und fressen übermäßig viel Energie, weil wir sie uns erkämpfen müssen. Das Wachstum ist einseitig, weil wir übermäßig viel intellektuelles Wissen, Fakten und Daten anhäufen. Das qualitative körperliche „Wachstum" in Bezug auf Geschicklichkeit, Fitness und Beweglichkeit lässt bei vielen Menschen zu wünschen übrig, und nur diejenigen, die bewusst etwas für ihren Körper tun, können durch Yoga und sportliches Training den zivilisationsbedingten Mangel kompensieren. Was heute bei uns ganz im Argen liegt, ist das geistig-spirituelle Wachstum. Da herrscht Ratlosigkeit und die dünne Kruste der Fairness, der Liebe, des wertschätzenden Umgangs mit sich selbst und anderen bricht, wenn Stress aufkommt, schnell einmal durch und macht einem skrupellosen, aggressiven, feindseligen und auf persönlichem Profit bedachten Ego-Verhalten Platz.

> Das Selbst wird nie geboren und es stirbt zu keiner Zeit. Es ist immerwährend, ungeboren, ewig, uralt und wird nicht zerstört, wenn der Körper vernichtet wird.
>
> *(Bhagavad Gita 2.20)*

3. Ayurvedische Psychologie

Mithilfe der Grundlagen der ayurvedischen Psychologie, dem Strukturmodell und der ayurvedischen Psychodynamik soll aufgezeigt werden, worum es beim persönlichen und spirituellen Wachstum genau geht. Dabei ist es auch hilfreich zu verstehen, welche Hindernisse sich dem in den Weg stellen, und schließlich soll die Theorie auch dazu beitragen, den Weg des persönlichen und spirituellen Wachstums zu begreifen und praktisch zu gehen. Letztlich bildet dieses Kapitel die Grundlage für die Überlegungen der nachfolgenden Kapitel.

Das wahre Selbst

Der Kern eines Menschen, sein wahres Selbst, in der ayurvedischen Psychologie *Jivatman* genannt, ist das, was wir in unserer Sprache als „Seele" bezeichnen. Doch die Seele hat in der vedischen Philosophie eine etwas andere Bedeutung und Stellung als bei den westlichen Philosophien. Sie unterscheidet sich in zwei wesentlichen Merkmalen, die für die ayurvedische Psychologie ganz wichtig sind:

1. Die Seele hat, neben einem persönlich-individuellen, einen universellen, göttlichen Anteil, der in allem enthalten ist. So kann auch die Verbundenheit von allen

mit allem erklärt werden. So wird es auch verständlich, dass nur derjenige Mensch, der in seinem spirituellen Wachstum in die tiefen Schichten der Psyche vorstößt, diese Verbundenheit wahrnehmen kann.
2. Die Seele ist passiv, energievoll und unveränderlich, das heißt: Sie ist unverletzbar.

Der Begriff Jivatman setzt sich aus zwei Silben zusammen: *Jiva* (Leben) und *Atman* (Lebenshauch). Jivatman kann als das individuelle und göttliche Selbst bezeichnet werden, welches das Individuum mit dem ganzen Kosmos verbindet. Weiterhin wird darunter auch verstanden, dass das Göttliche – gänzlich unabhängig von einer bestimmten Religion – dem Zentrum eines jeden Lebewesens innewohnt. In den *Upanishaden* ist es wie folgt beschrieben: „Sie [die Seele] scheint in unserem Herzen wie das Licht." Das „wahre Selbst", wie wir es auch nennen, ist das reine Bewusstsein, welches dem Köper das Leben einhaucht, unveränderlich bleibt und nach dem Tod des Körpers wieder in den Kosmos eingeht. Aus der *Bhagavad Gita* stammt der diesem Kapitel vorangestellte Vers: „Das Selbst wird nie geboren und es stirbt zu keiner Zeit. Es ist immerwährend, ungeboren, ewig, uralt und wird nicht zerstört, wenn der Körper vernichtet wird."[11]

Der Quantenphysiker Hans-Peter Dürr schreibt: „Das Fundament unserer Wirklichkeit ist nicht die Materie, sondern etwas Spirituelles, das gar nicht begreifbar ist. Schon der Ausdruck Fundament ist falsch, denn ‚Fundament' ist an die Vorstellung von „Substanz" gebunden. Besser sollte man sagen: Im Grunde unserer Wirklichkeit ist kein Fundament, sondern eine Quelle, etwas Lebendiges."[12]

Dieses reine Bewusstsein ist der *Bhagavad Gita* und Dürr zufolge das „spirituelle Etwas", das unserer grobstofflichen Hülle und dem Feinstofflichen das Leben einhaucht. Dies macht den wesentlichen Unterschied zwischen einem Lebewesen und einem noch so ausgeklügelt und grenzenlos gebauten Roboter aus.

Aus ayurvedisch-psychologischer Sicht ganz entscheidend ist die Feststellung, dass dieser göttliche Kern des Menschen, seine Seele, voller Energie, unveränderlich, damit auch nicht verletzbar, erhaben über Geburt und Tod ist. Dieser Unterschied zur westlichen Sicht, bei welcher die Seele verletzt werden kann und eine solche beschädigte Seele mit Psychotherapie behandelt werden muss, bedeutet, dass wir in der ayurvedischen Psychologie einen völlig anderen Weg beschreiten. Wir können immer auf einen gesunden Kern im Menschen zurückgreifen und eine Heilung äußerer Schichten der Psyche von innen heraus anstreben.

Jivatman ist das größte Potential im Menschen. Hier befindet sich die verborgene Quelle von Shakti, der weiblichen, übergeordneten Kraft. Diese fast unerschöpfliche innere Quelle geistiger und körperlicher Lebenskraft ist in den meisten Fällen zugedeckt und liegt brach, da einerseits viele Menschen nichts von dieser Quelle wissen und sich andererseits mit äußeren, greifbareren, aufdringlicheren weltlichen Aspekten befassen. Viele Menschen in der heutigen Zeit, die sich am Materiellen orientieren und in einer mehrheitlich männlich funktionierenden Welt leben, tun feinstoffliche Gesichtspunkte – und erst recht das Spirituelle – oftmals als „Hokuspokus" ab und vergeben so die Chance, von ihrer Seele genährt zu werden oder, anders gesagt, dieses Potential zur Realisierung zu bringen. Das unbeachtete wahre Selbst aktualisiert sich nicht von allein.

Die Schichten der Psyche und wie sie unsere Entwicklung beeinflussen

In der ayurvedischen Psychologie wird, grob gesehen, zwischen dem inneren, dem mittleren und dem äußeren Geist unterschieden (siehe Abbildung 2: Ayurvedisch-psychologisches Strukturmodell der Psyche auf Seite 62). Als „Geist" bezeichnen wir

Orte des Geschehens in der Psyche, die im Schichtenmodell als Oberbegriffe abgebildet sind. Wenn jemand sich also mit der Frage beschäftigt, welchen Flug er nehmen soll, tritt der „äußere Geist", der sich mit der Verarbeitung von äußeren Informationen befasst, in Aktion. In der Meditation lenken wir unsere Aufmerksamkeit in die tieferen Schichten der Psyche und stoßen, wenn wir nicht zu stark abgelenkt sind, zum „inneren Geist" vor. Wenn sich eine leise innere Stimme meldet und mir sagt, dass etwas ungesund für mich ist, dass mir etwas nicht guttut, dann tritt der „mittlere Geist" in Aktion. Tatsächlich spielt sich natürlich zwischen diesen drei Instanzen eine rege Interaktion ab, die nachfolgend als „Psychodynamik" etwas genauer erläutert wird.

Der äußere Geist

Im äußeren Geist spielen sich Alltagsgeschichten sowohl auf der gedanklichen als auch auf der emotionalen Ebene ab. Dabei geht es um Problemlösung, Lustbefriedigung, Angstvermeidung, um die Frage des Sichabgrenzens, der eigenen Positionierung, des Sichdurchsetzens, der Identifikation. Dies sind die Instanzen, aus denen das Wissen und die Denkstrategien kommen und aus denen heraus alltägliche Probleme rational gelöst werden. In der äußeren Geistebene findet ein reger Austausch zwischen der intellektuellen Schicht (Manas) und dem Ego (Ahamkara) statt. Beim Ego geht es darum, sich seinen Platz im System zu schaffen. Es will sich definieren, nach außen hin profilieren, sich durchsetzen und darstellen, bezeichnen, was wem gehört, und ist darum besorgt, dass Angst machenden Dingen aus dem Weg gegangen wird und dass Lust bringende Situationen oder Gegenstände gesucht werden. Hier hat die Motivation ihre Quelle. Im Ego entwickeln sich aber auch die Leid bringenden und das Wachstum behindernden Anhaftungen, das Festhalten an Situationen, Werten, Denkmustern, Gegenständen und Lebewesen.

Beispiele:
1. Angstvermeidung: Jemand verhält sich sehr zurückhaltend, damit er nie zum Mittelpunkt wird. Er vermeidet es, öffentlich seine Meinung sagen zu müssen, was für ihn mit viel Angst verbunden wäre.
2. Motivation: Jemand will ein Ziel erreichen, z. B. will er im Sport die Position des Weltmeisters erringen.
3. Lustgewinn: Jemand stellt sich als Teamsprecher zur Verfügung und bekommt damit die von ihm so ersehnte Aufmerksamkeit.
4. Durchsetzung: Jemand steckt viel Kraft in eine hitzige Debatte, damit er eine Entscheidung herbeiführen kann, die zu seinem Vorteil ist.
5. Abgrenzung: Die Unterscheidung, was mir gehört und was nicht, ist eine Form der Abgrenzung.
6. Anhaftung: Viele Menschen gehen gern an den Ort in die Ferien, wo sie vorher schon waren und wo es so schön war, in der Hoffnung, dass es wieder so schön würde.

Häufig gebrauchte Sätze wie: „Das haben wir noch nie so gemacht …" oder „Das war schon immer so …" oder „Da könnte ja jeder kommen …" deuten auf eine starke Anhaftung hin.

Gerade die Anhaftung ist ein so deutlicher Hinweis darauf, dass man sich meistens auf dem Pfad der Illusionen (Maya) befindet. Nichts bleibt so, wie es ist, alles geht vorüber und verändert sich. Nehmen wir als Beispiel die Zeit: Die Zeit verändert sich laufend und trotzdem kommt der Gedanke auf, man möchte die Zeit am liebsten anhalten, sodass alles so bleibt, wie es ist, oder die Zeit beschleunigen, damit etwas schnell vorübergeht. Man möchte, dass man selbst, die Partnerin oder der Partner, das Kleinkind so bleiben, wie sie gerade sind. Diese Vorstellungen sind, wie bereits ausgeführt, Leid bringend, weil Illusionen zerstört werden und weil zum Teil unglaubliche Mengen an Energie eingesetzt werden müssen, um solche Anklammerungen aufrechterhalten zu können.

Andere Formen der Anhaftung sind beispielsweise das Festhalten an Überzeugungen, Traditionen und Werten, was einerseits Sicherheit verleiht und eine wichtige Orientierung ermöglicht, andererseits aber auch geradezu groteske Formen annehmen kann, wenn sie dem Wandel der Zeit nicht angepasst wurden.

> **Beispiel:** Ein Staat gibt Milliarden für die Rüstung aus, obschon seit Jahrzehnten weit und breit kein wirklicher Feind mehr auszumachen ist und den Soldaten nur schwer erklärt werden kann, wie die Bedrohung aussieht und worin ihre tatsächliche Aufgabe besteht.

Die Anhaftung ist, wie wir bereits erwähnt haben, eine der blockierenden Tendenzen, die dem Wachstum entgegenwirken, denn Wachstum bedeutet Bewegung. Blockierung verhindert jedoch Bewegung. Solange ich in zu hohem Maße an einem Menschen, an einer Situation oder einem Gegenstand festhalte, solange ich klammere, so lange behindere ich das Wachstum.

Der mittlere Geist

Als zweite Geistebene finden wir den „mittleren Geist", die übergeordnete, natürliche, kosmische Intelligenz, Buddhi[13,], die als intuitive Intelligenz bezeichnet werden kann. Hier liegt die Unterscheidungsfähigkeit eines Menschen, das Wissen, was für ihn gut ist, was das Richtige, was das Falsche und was quantitativ das richtige Maß ist.

Der mittlere Geist stellt zudem mit seinen übergeordneten Kriterien den Filter dar, der in die tiefere Schicht einlässt, was für diese gut ist und aus der tieferen Schicht ins äußere Denken und Handeln das durchfließen lässt, was „intelligent" ist. Diese unterscheidende Filterfunktion kommt jedoch nur dann zum Zug, wenn die Buddhi nicht durch ein übermächtiges Ego dominiert wird, das ihr äußere Wertmaßstäbe aufzwingt. Ist die Buddhi „egoverseucht", verliert sie das intelligente Unterscheidungsvermögen, das auf den Kriterien der kosmischen

Intelligenz beruht, und unterscheidet nach den Nützlichkeits- und Profilierungskriterien des Ego.

Der innere Geist

Im tieferen inneren Geist finden auf der mehr oder weniger bewussten Ebene die Gedanken über sich selbst statt. Hier, im sogenannten Chitta, lagern als „Kernbewusstsein", aber auch als Prägungen aus gemachten Erfahrungen, Annahmen über sich selbst und andere. Dies sind grundsätzliche Werte, die teils bewusst, weitgehend jedoch auch unbewusster Natur sind und den Charakter und die Mentalität eines Menschen prägen. In der innersten Schicht des Chitta finden wir das Karma, als latenten Inhalt, der – unter Umständen erst in einem nächsten Leben – zur Aktualisierung kommt. Mit „Karma" benennen wir das „Lager" für die Folgen von Handlungen und Gedanken in diesem Leben, die das Schicksal für die Zukunft bestimmen. Karma ist somit die Konsequenz aus Gedanken und Handlungen. „Die Vorstellung des Karma beruht darauf, dass der Mensch nach einem kosmischen und sozialen Gesetz (Dharma) handeln sollte und dass aus diesen Handlungen oder Nichthandlungen positive wie auch negative Folgen für die Zukunft entstehen, für eine Zukunft, die nicht unmittelbar sein muss, sondern durchaus in einem späteren Leben sein kann. Im Chitta, so stellen wir uns das vor, sind diese Konsequenzen als Potential gelagert und drängen früher oder später darauf, manifest zu werden, d. h. zum Tragen zu kommen."[14]

Im Zentrum dieser inneren Geistebene, jedoch in einer völlig anderen Dimension, ruht die Seele, Jivatman, das „wahre Selbst".

Die mittleren und inneren Geistebenen, Buddhi, Chitta und Jivatman, sind wesentlich ruhiger und diskreter als die schrille Außenwelt, die das Bewusstsein erbarmungslos auf sich zieht, sodass viele Menschen kaum dazu kommen, sich mit den tieferen Schichten und dem wahren Selbst zu beschäftigen. Dies wäre jedoch nötig, wenn wirkliches Wachstum und geistige Entwicklung, die über das rein intellektuelle Wachstum hinausgehen, stattfinden sollen. Der ungehinderte Zugang zum inneren Geist und zum wahren Selbst führt letztlich zur Erleuchtung, dem Ziel der spirituellen Entwicklung.

Jivatman, die Seele, ist – ayurvedisch-psychologisch gesehen – von den eben kurz beschriebenen Schichten umgeben, was die folgende Grafik linear aufzeigt:

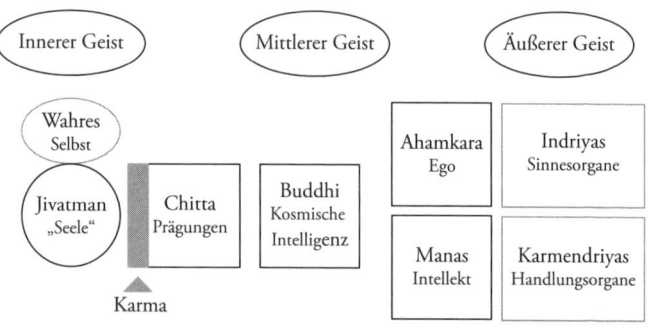

Abbildung 2:
Ayurvedisch-psychologisches Strukturmodell der Psyche[15]

Die einzelnen psychischen Schichten sind in dem Buch „Ayurvedische Psychologie" ausführlich erklärt, weshalb wir uns hier nur auf die wesentlichsten und die darüber hinausführenden Aspekte beschränken. Die Schichten und die Dynamik innerhalb der verschiedenen psychischen Instanzen lassen sich kurz wie folgt erklären:

Jivatman

Da Jivatman eine gänzlich singuläre Ebene darstellt, erscheint es im Modell der Psyche als Kreis, während die übrigen Schichten als Kästchen dargestellt sind. Jivatman wurde bereits weiter oben im Abschnitt *Das wahre Selbst* ab Seite 55 erklärt. Zusammenfassend stellen wir fest, dass es sich beim Jivatman um das individuelle und göttliche Selbst handelt, welches kraftvoll und unveränderbar den Kern eines jeden Individuums darstellt. Jivatman ist einfach da, macht unser wahres Selbst aus und ist nichts anderes als die Quelle der Shakti, der weiblichen übergeordneten Kraft.

Jivatman wird, von innen nach außen gesehen, von den psychischen Schichten Chitta, Buddhi und dem Ahamkara-Manas-Gebilde umhüllt. Die Sinnes- und Handlungsorgane sind hier zusätzlich dargestellt, weil sie den Menschen einerseits mit Informationen aus der Welt versorgen und andererseits Anweisungen des Individuums in die Welt hinaus transportieren.

Chitta

Chitta kann als das „Lagerhaus" für alles Positive und Negative angesehen werden, was einem Menschen im Laufe des Lebens widerfahren ist und ihn nachhaltig positiv oder negativ beeindruckt hat. Dieses Beeindruckt-Sein hinterlässt Prägungen, die wir Samskaras nennen. Alle hier lagernden Prägungen wirken sich in ihrer Interaktion wachstumsfördernd oder wachstumshemmend aus. Sie sind vorwiegend unbewusst und spielen eine zumeist verdeckte Rolle bei der persönlichen Grundeinstellung und bei der persönlichen Ausformung von Handlungen.

Beispiele:

1. Jemand hat als Kind vom Lehrer vor der ganzen Klasse eine ihn stark bloßstellende Bemerkung als Feedback auf einen Vortrag erhalten: „Das war kein Vortrag, das war ein Gestammel."
Gelagert ist: „Ich tauge nicht für Vorträge."
Beitrag dieses Ereignisses auf die persönliche Grundeinstellung: „Ich exponiere mich möglichst nicht – sich exponieren ist gefährlich."
Persönliche Verhaltensprägung: „Jedes Mal, wenn ich vor Menschen reden muss, überfällt mich die Panik und ich habe keine Ahnung warum."

(Die Bemerkung des Lehrers hat sich tief ins Chitta hineingefressen, wurde offenbar jedoch vergessen; trotzdem ist sie da und wirkt sich blockierend aus.)

2. Jemand hat die Erfahrung gemacht, dass die Menschen ihn grundsätzlich lieben.
Gelagert ist: „Mich haben die Menschen gern."
Persönliche Grundeinstellung: „Ich vertraue den Menschen."
Persönliche Verhaltensprägung: „Ich gehe offen und angstfrei auf andere Menschen zu."

Was sich besonders tief und in ihrer ganzen inhaltlich-erlebnismäßigen wie auch in ihrer emotionalen Qualität als Prägung ins Chitta eingräbt, sind Traumata. Auslöser dafür sind bedrohliche, manchmal lebensbedrohende, undenkbare Erlebnisse. Von hier aus entfalten diese dann auch früher oder später möglicherweise die bekannten psychosomatischen Auswirkungen, welche als „Posttraumatische Belastungsstörung" (PTBS; engl. *Posttraumatic Stress Disorder*, PTSD) bezeichnet werden.

In der ersten Zeit nach dem Trauma öfter, mit der Zeit seltener, erwacht diese Prägung und drängt sich – ebenfalls wieder mit inhaltlich-gefühlsmäßiger Qualität – durch die Buddhi hindurch ins Verhalten der betroffenen Person hinein. Sie erlebt erneut physisch-gefühlsmäßig den traumatisierenden Zustand, was man in der Fachsprache als „Flashback" bezeichnet. Auslöser für Flashbacks können erinnernde Situationen, aber auch ein unvermitteltes, plötzliches Aufbrechen des traumatischen Eindrucks im Chitta sein (siehe den Abschnitt *Die Psychodynamik* ab Seite 68).

Ganz nahe beim Jivatman, sozusagen im Grenzbereich zwischen Chitta und Jivatman, befindet sich das Karma. Karma kann, wie schon ausgeführt, als Konsequenz aus dem Denken und Handeln in der Vergangenheit betrachtet werden. Diese

Chittaschicht haftet Jivatman nach dem Tode des Körpers an und kehrt zusammen mit der Seele in einem nächsten Leben in einen neuen Körper zurück, wo sie ihre Wirkung entfaltet.

Buddhi

Die zweitinnerste Schicht der Psyche besteht aus der Buddhi, dem Kontakt zur kosmischen oder natürlichen Intelligenz, dem übergeordneten nichtsprachlichen Wissen. Die Buddhi gibt uns eine Orientierung und eine natürliche, unverfälschte Unterscheidungsmöglichkeit für das, was unsere Pflicht ist, was für uns gut und was für uns eher abträglich ist.

Dieses „übergeordnete nichtsprachliche Wissen" ist das Wissen, das bei Lebewesen einfach da ist. Alle Lebewesen, also Pflanzen, Tiere und Menschen, verfügen über einen grundlegenden intelligenten Wissensschatz. Es handelt sich dabei um die Grundlageninformation, die unsere Entwicklung und unser Wachstum steuert. Es ist das intuitive Etwas, das genau weiß, was für ein Individuum gerade nötig, gut und wichtig ist. In verschiedensten Werken der vedischen Philosophie wird diese Intelligenz erwähnt und als „hinduistischer Dharma" (nicht zu verwechseln mit dem buddhistischen Dharma) umschrieben. Dabei handelt es sich um die Ethik und die Lebensinformationen, die aus dem Brahman, dem Absoluten, dem Großen und Ganzen hervorgegangen sind.

In der *Caraka-Samhita* heißt es: „Dharma ist das Gesetz Gottes, durch dessen Befolgung die Menschen Glück, Gesundheit, Wohlstand und letztlich Befreiung erlangen…" und etwas weiter unten: „Es kann keine vollkommene Gesundheit ohne Dharma geben. Dharma ist das Fundament, auf dem Gesundheit, Wohlstand und Glück ruhen."[16]

Es gibt den Dharma für verschiedene Lebensbereiche, für die gesellschaftliche Ordnung und auch in Form von Regeln für das persönliche Verhalten. Als Grundlage der Buddhi dient der Sanatana-Dharma, der immerwährende, unveränderliche Dharma, auch „ewige Ordnung" genannt. Er beinhaltet die kosmischen Regeln für das ganze Universum, für Menschen, Tiere und Pflanzen. Dazu gehören die Naturgesetze und Weisheiten, die in den Veden verankert sind.

Hans-Peter Dürr beschreibt diese natürliche oder kosmische Intelligenz aus einer völlig anderen Sicht, nämlich der quantenphysikalischen, wie folgt: „Lebendige Systeme brauchen deshalb Nahrung, gespeicherte Sonnenenergie, doch auch Intelligenz, eine geistige Führung, die prinzipiell im immateriellen FormGrund verankert ist und sich in der Milliarden Jahre langen Evolution des Biosystems durch ein Plus-Summen-Spiel in komplexen Verästelungen immer höher differenziert hat. Die von der Sonne zugestrahlte hochgeordnete Energie ist letzlich der Motor für die Entwicklung des Lebens auf der Erde. Sie wird aber nur zu einer ordnenden Hand, wenn ihre Energie sich von der kreativen Potentialität im Hintergrund leiten lässt, die vermöge von Instabilitäten in die Mesowelt durchstoßen kann. Unsere heutige ökologische Krise hängt wesentlich damit zusammen, dass wir diesen tieferen Zusammenhang nicht würdigen. Wir lassen uns immer noch von der veralteten Vorstellung leiten, wir, als Geist-begabte Menschen, stünden außerhalb einer nur materiellen Natur, die für uns nur Werkzeug, Steinbruch und Müllkippe ist. Wir verkennen, dass wir ein Teil eines gemeinsamen größeren, komplexen Systems und auf hochsensible Weise in dieses eingebunden sind. Dieses größere komplexe System basiert auf einer unauftrennbaren Potentialität, die für uns unbegreiflich bleibt. Potentialität bietet aber die Möglichkeit, in Teilen zu Realität zu gerinnen und zu dem zu führen, was wir in unserer Außenansicht und mit unseren Sinnen als äußere Schöpfung wahrnehmen.

Hat nicht diese holistische Potentialität, diese unauftrennbare Ur-Lebendigkeit, zu der ich nur durch Innensicht unmittelbaren Zugang habe, eine tiefe Verwandtschaft zu dem Göttlichen, von dem die Religionen sprechen? Der Schöpfer ist mit dem Urgrund der Schöpfung identisch. Aber, was wir gewöhnlich als Schöpfung durch Außenansicht erfahren, ist nur die materielle Schlacke dieser geistigen Urdynamik."[17]

Dieser moderne Text bestätigt unserer Meinung nach vieles von dem, was in den Veden steht. Dürr spricht von der zugrunde liegenden höheren Intelligenz, die wir in der ayurvedischen Psychologie Intelligenz der Natur oder kosmische Intelligenz nennen. Er spricht ebenfalls davon, dass wir ein Teil des Ganzen sind, dass das Ganze ein Teil von uns ist und dass man letztlich nur zu dieser tiefen Weisheit gelangen kann, wenn man Selbstreflexion und Meditation (Innensicht) betreibt.

Das Ahamkara-Manas-Gebilde

Das Ahamkara-Manas-Gebilde, eingedeutscht etwa als „Ego-Intellekt-Gebilde", hat – vereinfacht gesagt – die Aufgabe, sich mit der Welt auseinanderzusetzen. Dabei kommen die intellektuell-emotionalen Abläufe zum Zug, die sich der Mensch im Laufe seines Lebens angeeignet hat. Zusätzlich spielen auch persönliche Positionierungen aus dem Ahamkara mit hinein. Als „Positionierungen" bezeichnen wir die Absicht, eine bestimmte Rolle zu spielen, wie beispielsweise: „Die Sache ist mir zu wenig wichtig, als dass ich mich dafür zu stark einsetze", oder: „Hier möchte ich besonders gut abschneiden". Dazu gehört auch die innere Entscheidung, sich eher zurückzuziehen oder sich mit einer Sache zu beschäftigen. Diesen Entscheidungen geht eine Lust-/Unlust-Bewertung im Ahamkara voraus. Gut ist, was Lust und Bequemlichkeiten bringt – schlecht ist, was Unlust, Angst, Unannehmlichkeiten verursacht.

Manas beinhaltet alles, was der Mensch bewusst an inhaltlichen Dingen gelernt und behalten hat, das Denken, die Emotionen und die Fähigkeit, zusammen mit den Einflüssen des Ahamkara Strategien zu entwickeln. Man könnte hier auch vom intellektuellen Werkzeug reden, das einer Person zur Verfügung steht.

Die Eigenschaften, einen starken Willen zu haben, motiviert und durchsetzungsfähig zu sein, Durchhaltefähigkeit zu haben, mit allen Vor- und Nachteilen, deuten auf ein starkes Ahamkara hin, das sich nach außen ausdrückt und sich gegenüber den tieferen psychischen Schichten durchsetzt. Der Wichtigkeit entsprechend, sei hier nochmals erwähnt, dass auch die Anhaftungen, das Festhalten, welche unser Wachstum behindern, aus dem Ahamkara hervorgehen.

Die Psychodynamik

Die zentralen Fragen in der Psychodynamik aus ayurvedisch-psychologischer Sicht lauten: Wie gut kann die zwischen den psychischen Schichten liegende Buddhi ihre wichtige Aufgabe übernehmen? Ist die Buddhi egogesteuert oder ist das Ego buddhigesteuert?

Diese beiden Möglichkeiten zeigen den wichtigen Unterschied auf, den wir in der ayurvedischen Psychologie machen: Wir halten uns selbst, unsere Klientinnen und Klienten dazu an, genau zwischen dem, was Lust macht, und dem, was einem guttut, zu unterscheiden. Das heißt, wir machen einen Unterschied zwischen der egogesteuerten Anhaftung und der intelligenzgesteuerten Entscheidung.

> **Beispiele:**
> 1. Nach einem arbeitsreichen, mühevollen Tag kann es jemandem guttun, sich mit etwas Lustbringendem zu belohnen. Dies kann der Kauf eines zwar unnötigen, aber schönen Kleidungsstücks oder der Genuss eines ungesunden, jedoch wohlschmeckenden Abendessens sein. (Lustentscheidung)

2. Nach einem Tag am Computer entscheidet sich jemand dafür, abends an der frischen Luft gemäßigten Sport zu treiben (intelligenzgesteuerte Entscheidung).

Die egogesteuerte Buddhi

Im ersten Fall, wenn die Buddhi egogesteuert ist, resultieren in der Buddhi Verzerrungen, weil die kosmische übergeordnete Intelligenz für die Beurteilung von Situationen nun plötzlich durch Ego-Kriterien überdeckt wird. Das geschieht dann, wenn die Person stark außenorientiert ist und sich durch die äußere Situation steuern lässt. In einem solchen Falle ist die Buddhi-Stimme zu leise und der Kontakt zu ihrer Feinstofflichkeit geht verloren. Möglicherweise vernimmt der Betreffende zwar noch diese innere Stimme; das Problem ist jedoch, dass sie meistens nicht in das persönliche Ahamkara-Manas-Bewältigungskonzept für Situationen passt, weshalb ihre Botschaften geflissentlich überhört werden.

Dass der Fall der egogesteuerten Buddhi in unserem Kulturkreis weit verbreitet ist, kann man mit geschultem Auge alltäglich beobachten. Überraschend ist jedoch, dass schon Sigmund Freud 1930 dieses Phänomen als alltägliche Problematik beschreibt: „Man kann sich des Eindrucks nicht erwehren, dass die Menschen gemeinhin mit falschen Maßstäben messen, Macht, Erfolg und Reichtum für sich anstreben und bei anderen bewundern, die wahren Werte des Lebens aber unterschätzen."[18]

Die Beurteilung einer Situation erfolgt dann nicht mehr nach der Frage, was einem wirklich guttut und was die eigene Aufgabe ist, sondern nach Ego-Kriterien und der Frage, was einem in der konkreten Situation gerade am meisten nützt, die beste Position oder am meisten Lust und am wenigsten Unannehmlichkeiten verschafft.

> **Beispiel:** Die Buddhi sagt: „Vergiss vor lauter Arbeit, Karriere und Geldverdienen deine Familie und deine Gesundheit nicht." Diese innere Stimme widerspricht jedoch diametral der persönlichen Strategie, bewundert, für wichtig gehalten zu werden und Macht zu erhalten, die sich im Karrieremachen und Geldverdienen ausdrückt. Zudem funktionieren Gesellschaft und Unternehmen eher nach den Ego-Kriterien, was einen zusätzlich daran hindert, die Buddhi-Stimme zu hören, ernst zu nehmen und ihr zu folgen.

Das Fatale daran ist, dass Menschen zwei Dinge miteinander verwechseln, nämlich das, was gesund ist, und das, was Lust macht. Viele behaupten dann, dass das, was Lust macht, auch gesund sei. Lustbefriedigung bringt tatsächlich vordergründig und spürbar Entspannung und Freude. Dies ist jedoch oft nur von kurzer Dauer und ruft mehr oder weniger schnell nach erneuter Lustbefriedigung, was letztlich in eine Sucht führen kann. Wirklich gesund macht Lustbefriedigung in den seltensten Fällen.

> **Beispiel:** Jemand verspürt Hunger. In ihm taucht die Lust nach Schokolade auf und er genehmigt sich ein kleines Stück. Kaum ist das erste Stück Schokolade geschluckt, da stellt sich schon die Lust auf ein zweites ein.
> Gesund und nachhaltiger hungerstillend wären eine Frucht, etwas Gemüse oder ein Stück Vollkornbrot; den meisten bereitet dies jedoch weniger Lust als Schokolade.

Wir sollten jedoch nicht vergessen, dass es manchmal auch schön sein kann, seine Lust zu befriedigen und sich solche kleinen Sünden zu gestatten. Es ist sogar wichtig, dass wir dem allgegenwärtigen Leistungsprinzip ganz bewusst das Lustprinzip gegenüberstellen. Nur sollten wir nicht übersehen, dass es für die Stabilität noch eine dritte Dimension geben muss: das Gesundheitsprinzip. Diese drei Prinzipien in einem dynamischen Gleichgewicht zu halten scheint uns sinnvoll zu sein. In wichtigen Dingen, oder um die innere Harmonie zu erreichen, bedarf es jedoch der Entscheidung durch die buddhigesteuerte Intelligenz.

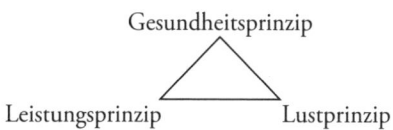

Abbildung 3: Das dynamische Gleichgewicht zwischen den drei Prinzipien

Die Psychodynamik bei der egogesteuerten Buddhi sieht folgendermaßen aus: Die Reize der Außenwelt ziehen die Sinnesorgane an. Die Außeneindrücke steuern den Geist. Die Handlungen entstehen aus dem Zusammenspiel der beiden äußeren Schichten, Manas und Ahamkara, wobei sich mehr oder weniger unbemerkt und unkontrolliert Chitta-Einflüsse hinzugesellen, da sie von der schwachen Buddhi nicht ausgefiltert werden. Die Buddhi steht unter dem starken Einfluss des Ahamkara und trifft egogefärbte, lust- oder angstgesteuerte Entscheidungen. Das Ego beeinflusst den äußeren Geist dahin gehend, Erfahrungen zu machen, die Selbstbestätigung bringen. Die beiden inneren Schichten (Chitta und Jivatman sowieso) bleiben diskret im Hintergrund. Eine solche Konstellation führt zu Anhaftungen, die vermeintlich Sicherheit bringen. Dabei handelt es sich jedoch um einen Trugschluss, denn da ja alles vergänglich ist, muss der Mensch entweder unendlich Energie darauf verwenden, die Anhaftung aufrechtzuerhalten, oder die schmerzhafte Erfahrung der Vergänglichkeit machen. Beides bringt letztlich Leid mit sich.

Das buddhigesteuerte Ego

Wenn das Ego seine Macht und Dominanz loslässt, kann die Buddhi ihre wichtige Aufgabe übernehmen. Sie kann ihre beurteilende und unterscheidende Funktion zur Wirkung bringen und für das Selbst richtige Entscheidungen fällen.

Die Psychodynamik beim buddhigesteuerten Ego sieht wie folgt aus: Die Außenwelt bietet sich an und der Mensch nimmt mit seinen Sinnesorganen, welche durch die Buddhi gesteuert werden, selektiv die Informationen auf, die ihm guttun. Manas ist aufmerksam und reflektiert. Die Buddhi erkennt aufgrund ihrer natürlichen Intelligenz, was wichtig und gesund ist. Das Ego spielt eine sekundäre, von der Buddhi geführte, also intelligenzgesteuerte Rolle, und somit werden keine Anhaftungen aufgebaut. Aufgrund der Informationen aus der übergeordneten natürlichen Intelligenz und der Losgelöstheit von Anhaftungen kann die Buddhi gesunde Entscheidungen treffen, die letztendlich zur spirituellen Entwicklung führen.

Der Buddhi kommt also in der ayurvedischen Psychologie eine zentrale Rolle zu. Aus diesem Grund lohnt es sich, noch ein wenig genauer hinzusehen. Wir unterscheiden vier mögliche Szenarien: die gut funktionierende, die blockierte, die vom Ahamkara dominierte und schließlich die überforderte Buddhi.

Die gut funktionierende Buddhi

Eine gut funktionierende, starke Buddhi erfüllt folgende Aufgaben:

Grundsätzlich entscheidet sich eine gut funktionierende Buddhi für das, was nach den Kriterien der natürlichen Intelligenz gesund ist, während eine vom Ahamkara beeinflusste Buddhi nach dem Lustprinzip entscheidet.

Beispiel: Aus einer Speisekarte im Restaurant wählt die eine Person das aus, was gesund ist, z. B. einen Gemüseteller, obwohl ihre Lust auf Schnitzel mit Pommes frites größer wäre (von Buddhi beeinflusste Entscheidung). Die andere Person entscheidet sich für das, was ihr am meisten Lust macht, z. B. Schnitzel mit Pommes frites (vom Ahamkara beeinflusste Entscheidung).

Eine wichtige Funktion nimmt die gut funktionierende Buddhi in quantitativer Hinsicht ein. Sie schützt vor der exzessiven Übertreibung und mahnt ganz allgemein zum Maßhalten und zum Ausgleich.

Eine gut funktionierende Buddhi lenkt die Wahrnehmung auf gesunde Reize, lässt sich also nicht durch jeden Impuls ablenken oder von der Lust (Ahamkara) leiten. Wir sehen, dass eine gut arbeitende Buddhi eine wichtige mentale Steuerungsfunktion übernimmt, indem sie die Wahrnehmung lenkt und Situationen nach anderen Kriterien als den allgemein üblichen beurteilt.

> **Beispiel:** Jemand sieht sich am Abend einen beruhigenden Dokumentarfilm über buddhistische Klöster im Tibet anstelle eines nervenaufreibenden, temporeichen Krimis an, der zwar Lust macht, jedoch die Nerven strapaziert und möglicherweise Angst und geistiges Gift (Ama) produziert.

Eine ungestört und gut arbeitende Buddhi übernimmt eine Filterfunktion für den Informationsfluss von außen nach innen (Ahamkara-Manas zu Chitta) und von innen nach außen (von Chitta zu Ahamkara-Manas). Sie unterscheidet gesunde von ungesunden Einflüssen. Von außen nach innen lässt sie nur das durch, was nach den Kriterien der natürlichen Intelligenz gesund ist. Die ungesunden Reize werden nach Möglichkeit ausgefiltert, wenn sie nicht zu stark sind. Von Chitta nach außen lässt sie nur das passieren, was der Situation angemessen erscheint.

> **Beispiele:**
> *1. Von außen nach innen:* Jemand wird, zu Recht oder zu Unrecht, kritisiert. Eine starke Buddhi sorgt dafür, dass die Kritik nicht zu tiefer

liegenden Verletzungen und einer grundsätzlichen Infragestellung der eigenen Person führt. Dies bedeutet, dass die kritisierte Person die Kritik aufnimmt, gemäß dem Ahamkara und Manas verarbeitet und adäquat darauf reagiert. Die Kritik hat gewirkt, jedoch nicht verletzt.

2. *Von innen nach außen:* Ein sehr offener Mensch, der im Chitta das Vertrauen in andere Menschen verankert hat, wird durch seine Buddhi in kritischen Situationen davor gewarnt, seine Vertrauensseligkeit zu offen zu zeigen.

Eine starke Buddhi hilft, den bewussten Teil der blockierenden Prägungen im Chitta abzubauen. Dies kann bei der Selbstreflexion geschehen, wenn jemand selbst oder mithilfe eines Beraters über seine Prägungen nachdenkt, sie kritisch hinterfragt und mittels der natürlichen Intelligenz, allerdings linear, bearbeitet. Selbstverständlich handelt es sich hier lediglich um eine bewusste, rational-emotionale Bearbeitung von blockierenden Prägungen, die ihre ganz klaren Grenzen hat. Erstens lassen sich so nur bewusste, deutlich definierte Prägungen bearbeiten und bestenfalls durch vernunftbezogenes Relativieren ent-emotionalisieren und auflösen. Zweitens sind es vor allem die unbewussten, nicht so scharf abgegrenzten, sprachlich sehr schlecht auszudrückenden Prägungen und deren Interaktion zueinander, die das Wachstum eines Menschen blockieren, und an diese kommt man nur mit fortlaufendem spirituellem Wachstum heran.

Beispiel: Wir greifen hier nochmals das Beispiel aus dem Abschnitt *Chitta* (Seite 63) auf. Jemand wurde als Grundschüler vom Lehrer vor der ganzen Klasse bloßgestellt. Daran erinnert sich die betreffende Person sehr gut und die Situation kommt ihr jedes Mal in den Sinn, wenn sie sich vor andere Menschen hinstellen und etwas sagen muss. Diese Erinnerung löst in ihr regelmäßig Hemmungen vor einem Auftritt aus.
Durch die Bearbeitung mittels der starken Buddhi kommt möglicherweise die Einsicht auf, dass in den mehr als 30 Jahren, die

seitdem vergangen sind, eine Entwicklung stattgefunden hat und die 10-Jährige mit der 45-Jährigen nicht mehr allzu viel zu tun hat. Diese Einsicht hilft zwar, trotzdem bleibt eine gewisse Hemmung bestehen.

Die blockierte Buddhi

Die Buddhi kann durch ein übermächtiges Ahamkara blockiert sein und völlig außer Kraft gesetzt werden, was heute bei vielen Menschen zu beobachten ist. Dieses Phänomen äußert sich wie folgt:

Eine blockierte Buddhi führt dazu, dass eine ausschließlich äußere Wahrnehmung stattfindet, was folglich zu einem rein äußerlichen Funktionieren führt. Die externe materielle Welt wird als einzige Realität gesehen und der Mensch handelt sozusagen ohne Kontakt zu sich selbst. Es ist jedoch nicht zwangsläufig – wie man vielleicht meinen könnte – ein emotionsloses Funktionieren, ähnlich wie ein Roboter. Oftmals sind schon Emotionen dabei, aber es handelt sich um reaktive Emotionen aus dem Manas heraus.

Ayurvedisch-psychologisch gesehen, handelt es sich beim äußerlichen Funktionieren um ein reines Ahamkara-Manas-Verhalten, bei dem die eigene geistige Natur gänzlich vernachlässigt bleibt. Bei völliger Blockierung können sich nicht einmal persönliche Eigenheiten und Prägungen aus dem Chitta durch die Buddhi ins Verhalten einschmuggeln. Das Selbst bleibt gänzlich unbeachtet und verborgen und daraus resultiert ein völlig oberflächliches, künstliches und inkongruentes Rollenverhalten.

Eine blockierte Buddhi lässt praktisch keine Einflüsse in den inneren Geist hinein, das heißt, man lässt sich praktisch durch nichts beeindrucken; das Leben zieht an einem vorbei, wobei das Ahamkara-Manas-Gebilde sehr aktiv sein kann. Selbstverständlich wird auch eine blockierte Buddhi durch überstarke Reize, wie beispielsweise traumatische Ereignisse, durchdrungen.

Eine blockierte Buddhi verhindert die nach innen gelenkte Wahrnehmung und damit die Selbstreflexion, das kritische Hinterfragen der eigenen Person und des eigenen Verhaltens. Dadurch kommt es zu unreflektiertem Handeln. Persönliches Wachstum bleibt auf der Strecke.

Die vom Ahamkara dominierte Buddhi

Wie wir schon gelesen haben, kann die Buddhi von einem starken Ahamkara übertönt und damit irregeführt werden. Sie übernimmt dann Ahamkara-Werte. Das bedeutet, dass der Mensch zwar meint, er treffe gesunde Entscheidungen; in Wirklichkeit handelt es sich jedoch um verkappte Ego-Entscheidungen, etwa nach dem Prinzip: „Was mir Lust macht, ist gesund."

> **Beispiel:** Jemand übertreibt beim Sport: Er befährt mit seinem Mountainbike die steilsten Berge und ist mit sich erst dann zufrieden, wenn er an sein Limit gekommen ist und halb tot mehr vom Fahrrad fällt als steigt. Er meint, das sei gesund, dabei will er nur sich selbst und möglicherweise auch anderen zeigen, wozu er fähig ist – oder er muss extreme Zustände und Schmerzen erfahren, damit er sich überhaupt noch spürt. Das Training ist nur dann etwas wert, wenn man an seine Grenzen kommt oder diese sogar überschreitet.

Die vom Ahamkara dominierte Buddhi entscheidet über Bedürfnisbefriedigung, Angstvermeidung und Anhaftung. Sie entscheidet sich dafür, unangenehmen Situationen aus dem Weg zu gehen, an dem festzuhalten, was sich bewährt hat oder was als lustvoll erscheint.

Wie die blockierte Buddhi hält auch die vom Ahamkara dominierte Buddhi die äußere Welt für die einzig wahre und zählbare Wirklichkeit, in der man erfolgreich sein und seinen Platz behaupten muss, um bestehen zu können.

Die überforderte Buddhi

Bleibt schließlich noch die überforderte Buddhi. Überfordert wird sie durch zu starke Reize, wie beispielsweise traumatische Erlebnisse. Ein psychisches Trauma ist aus westlich-psychologischer Sicht eine seelische Verletzung, die durch die starke psychische Erschütterung aufgrund eines unnormalen, bedrohlichen Ereignisses, das nicht eingeordnet werden kann und das mit Schock, starker Angst bis hin zu Todesangst, Entsetzen und/oder oder dem Gefühl des Ausgeliefertseins einhergeht. Jeder Mensch reagiert auf seine eigene Art und Weise auf solche bedrohlichen Ereignisse.

Aus ayurvedisch-psychologischer Sicht bleibt zwar die Seele von diesem Schock unberührt, doch das traumatisierende Ereignis frisst sich mit seiner ganzen damit verbundenen Gefühlsqualität durch den Schutzfilter der natürlichen Intelligenz (Buddhi) hindurch und hinterlässt starke Prägungen im seelennahen Chitta. Das traumatische Ereignis ist derart stark und bedrohlich, dass sich für die Buddhi gar nicht mehr die Frage stellt, ob der Reiz gesund oder ungesund sei, ob er von ihr ausgefiltert werden sollte oder nicht. Er überfordert die Buddhi in ihrer Vorstellungskraft und setzt sie in Bezug auf diesen Reiz außer Kraft. Die Buddhi ist durch die Unvorstellbarkeit der traumatischen Situation desorientiert und überfordert. Dadurch verschaffen sich die Traumaprägungen im Chitta später umgekehrt wiederum den Weg durch die diesbezüglich machtlose Buddhi ins Bewusstsein und machen sich als gefühlsbetonte Erinnerung in Form eines Flashbacks bemerkbar. In der Regel erscheinen die Flashbacks kurz nach dem traumatischen Erlebnis häufiger und intensiver als nach einer gewissen Zeit, denn die Buddhi hat eine wunderbare Regenerationsfähigkeit und kann die Filterfunktion mit der Zeit teilweise wieder übernehmen. Das heißt aber nicht, dass das Trauma verarbeitet ist, denn nicht selten suchen sich Traumaprägungen längerfristig auf anderen Wegen ihren Ausdruck, beispielsweise über den Körper.

Die feinstofflichen Daseinsqualitäten (Gunas)

Aus der Psychodynamik, ebenso wie auch aus der grundsätzlichen Konstitution heraus gestaltet sich die Art und Weise, wie jemand im Leben steht, mit Situationen, mit anderen Menschen oder mit sich selbst umgeht. Anders gesagt, entspricht das der Qualität, in der ein Mensch da ist und wirkt. Im Ayurveda existiert dazu die Theorie der Gunas, wonach sich die Urmaterie aus den drei Gunas zusammensetzt. Wir definieren den Begriff „Gunas" als feinstoffliche Daseinsqualitäten.

Die drei Gunas sind allgegenwärtig, im Kosmos, in lebenden Wesen wie auch in der unbelebten Natur. Ayurvedisch-psychologisch gesehen, sind sie in ihrem momentanen Mischungsverhältnis von großer Bedeutung für das Denken und Handeln eines Menschen, letztlich gilt das auch für sein inneres Wachstum.

Die Gunas werden mit den Sanskrit-Begriffen Sattva, Rajas und Tamas benannt:

Sattva ist das Prinzip der Ruhe, der Achtsamkeit, der Reinheit, der Klarheit und der Harmonie.

Rajas ist das Prinzip der Bewegung, der Aktivität, die von Bedürfnissen und Leidenschaft getrieben ist.

Tamas ist das Prinzip der Trägheit, Dunkelheit, Unwissenheit und Blockiertheit.

Die Gunas existieren immer zusammen, doch in ständigem Wechsel des Mischungsverhältnisses, denn das Leben verlangt von uns, dass wir in unterschiedlicher Qualität da sein können. Einmal verlangt eine Situation aktiven Einsatz, dann soll Rajas dominieren; ein andermal ist Ruhe und Klarheit gefordert, dann sollte Sattva regieren; und manchmal ist es auch erlaubt, sich etwas gehen zu lassen, das ist dann die Zeit, in der Tamas dominieren darf. Gut ist es, wenn sich diese Qualitäten abwechseln, wenn also jemand beispielsweise aus der hektischen, lautstarken Qualität (Rajas) in den wachen Ruhezustand (Sattva) wechseln kann oder wenn jemand sich aus der Trägheit (Tamas) zu einer Aktivität (Rajas) aufrafft. Bei vielen Menschen ist leider zu beobachten, dass sie in einer bestimmten Qualität hängen bleiben und gar nicht mehr anders können, als träge herumzuhängen oder alles in Hektik und Betriebsamkeit zu erledigen. Das Verharren oder die Blockierung in der Trägheit ist beispielsweise bei überarbeiteten Menschen, beim Burnout oder bei depressiven Zuständen zu beobachten. Übertriebene Hektiker sind häufig ungeduldig, haben Mühe mit dem Abschalten und fühlen sich selbst in der Freizeit getrieben. Aus ayurvedischer Sicht wäre es noch am ehesten akzeptabel, im sattvigen Zustand verhaftet zu sein. Hier müssen wir aber auch den Hinweis geben, dass es weltfremd ist, in wacher Klarheit über den Sinn des Lebens nachzudenken, während das Haus in Flammen steht.

Mit Besorgnis müssen wir jedoch feststellen, dass bei den meisten Menschen der heutigen Zeit ein qualitatives Oszillieren zwischen Rajas und Tamas zu beobachten ist. Den ganzen Tag über herrscht angespannte Betriebsamkeit und Hektik, und am Abend ist der Mensch dann derart ausgelaugt und energielos, dass er – bildlich gesprochen – nur noch die Füße hochlegen,

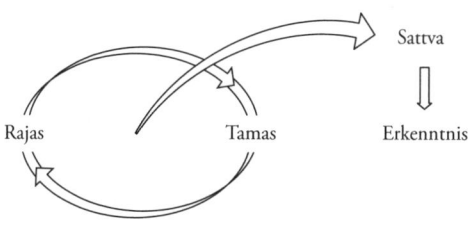

Abbildung 4: Erkenntnis kommt aus der sattvigen Qualität

sich jedoch nicht mehr zu einer sinnvollen, einen wachen Geist verlangenden Beschäftigung oder zum Nachdenken aufraffen kann. Was in unserer Zeit fast völlig verloren geht, ist Sattva, der klare, ruhige, achtsame Blick, aus dem die Erkenntnisse kommen oder die Priorisierung von wichtigen gegenüber dringenden Themen.

Dies ist leider auch in vielen Unternehmen zu beobachten: Betriebsamkeit, Hektik, Effizienzsteigerung, ständiger Zeitdruck, permanente Veränderungen usw. verlangen von den Mitarbeitern einen überdurchschnittlichen Einsatz (Rajas). Damit sind die meisten jedoch überfordert, denn mathematisch gesehen liegt nur weniger als die Hälfte über dem Durchschnitt. Dies bedeutet, dass die Mehrheit einen ungesunden Kraftaufwand leisten muss, der dazu führt, dass man abends so müde ist, dass nur noch tamasiges Verhalten möglich ist und langfristig Erschöpfung und im schlimmsten Falle Burnout die Folge sind. Bei dieser Hast haben klare Ruhe, Achtsamkeit und die Bereitschaft, sich für Grundsatzthemen Zeit zu nehmen, keinen hohen Stellenwert mehr. Was logischerweise auf der Strecke bleibt, ist die Erkenntnis.

> **Beispiel:** Führungspersönlichkeiten in Unternehmen befinden sich mehrheitlich in operativer Hektik, rennen oder fliegen von einem Termin zum nächsten; zwischendurch absolvieren sie, so oft es geht, ihren ebenso leistungsgetriebenen sportlichen „Ausgleich" (Rajas) und geben sich in ihrer spärlichen Freizeit tamasigen Genüssen hin, um endlich abschalten zu können. Sie kennen kaum etwas anderes als die beiden Extreme: totales Engagement, volle Leistung, oder Sichgehenlassen, Genuss.
> Kein Wunder, dass da die Erkenntnisse zu kurz kommen, dass da selten wirklich neuartige, kreative Ideen entstehen und die großen Würfe gelingen. Das einzige Ziel der Reorganisation in der Wirtschaft ist materielles Wachstum – und das bedeutet Sparen. Ob-

schon dieses simple Rezept überall nachgeahmt wird und „Spa-ren" zum allgegenwärtigen Unternehmer-Mantra geworden ist, resultieren daraus nicht wirklich gesunde Verhältnisse und Stabilität, weil neue Konzepte und Ideen fehlen. Die Verantwortlichen geben sich nicht die Zeit und den Raum, um die Situation grundsätzlich zu reflektieren und in einen sattvigen Zustand zu kommen, aus dem heraus sich tatsächlich neue Erkenntnisse einstellen könnten.

Wünschenswert wäre, dass der Mensch sich selbst unter den Guna-Aspekten wahrnehmen, beobachten und sich fragen kann, ob sein momentaner Zustand den aktuellen Erfordernissen gerecht wird. In einer inadäquaten Situation, wenn also der Zustand nicht den momentanen Erfordernissen entspricht, wird es zur Frage der mentalen Steuerung, ob sich jemand in seiner Daseinsqualität anpassen kann, ob es ihm also beispielsweise in einer schwierigen, hektischen Situation gelingt, sich zu beruhigen und einen klaren Kopf zu bewahren, um die anstehenden Aufgaben mit einer guten Qualität zu erledigen.

> **Beispiel:** Eine Bogenschützin erzielt im Training in der Regel eine Leistung von 95 %, das heißt, sie erzielt 95 von 100 möglichen Punkten. Im Wettkampf erreicht sie regelmäßig um die 60 % und begründet diesen Leistungsabfall mit „Nervosität".
> Das Ziel der ayurvedisch-psychologischen Beratung besteht darin, dass die Sportlerin mittels Methoden der mentalen Steuerung im Wettkampf wenigstens die Trainingsleistung abrufen, wenn nicht sogar über sich selbst hinauswachsen kann.

An diesem einfachen Beispiel sehen wir, dass ein und dieselbe Tätigkeit, in Ruhe und innerer Harmonie, mit klarem Blick ausgeführt, ein ganz anderes Resultat erzielen kann, als wenn sie in Hektik, Aufgeregtheit und unter Leistungsdruck erledigt werden muss. Im Training kann die Bogenschützin in Ruhe und Gelassenheit üben (Sattva). Im Wettkampf wird sie hektisch und übereifrig (Rajas), und in dem Moment, in dem sie realisiert, dass sie ohnehin den Wettkampf verloren hat, schleicht sich die Resignation (Tamas) ein. Sie spürt ihre Kräfte schwinden und vor allem geht ihre Stimmung in den Keller. Könnte sie ihren qualitativen Daseinszustand feinfühlig realisieren und würde sie die Mittel der mentalen Steuerung beherrschen, könnte sie sich selbst helfen und sich wieder in den entsprechend gewünschten Zustand versetzen.

Wir wissen, dass die Psychodynamik einerseits die Zusammensetzung der Gunas beeinflusst und sich andererseits auch das Mischungsverhältnis der Gunas wiederum auf die Psychodynamik auswirkt.

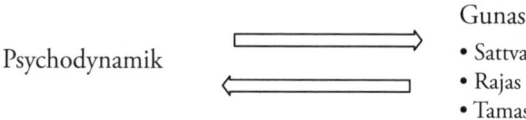

Psychodynamik   Gunas
  • Sattva
  • Rajas
  • Tamas

Abbildung 5: Die Wechselwirkung von Psychodynamik und Gunas

Beispiel: Ein ehrgeiziger Mensch, der unbedingt Karriere machen möchte, also einer, dessen Ego über die Buddhi dominiert, wird sich über alle Maßen fordern (Rajas), um seine Ziele zu erreichen. Er hört die warnende innere Stimme nicht, die ihn zur Ruhe und Übersicht mahnt (Sattva), und überfordert sich.

Zusammenfassung und Konkretisierung

Aus ayurvedisch-psychologischer Sicht wird das persönliche und spirituelle Wachstum einer Person dadurch unterstützt, dass sie der natürlichen Intelligenz, der Intuition (Buddhi) mehr Beachtung schenkt, diese innere Stimme wahrnimmt, als einen wichtigen Informanten ernst nimmt, sie zu verstehen versucht und letztlich in ihr Denken und Verhalten aufnimmt. Dies wird dadurch ermöglicht, dass jemand sein Ego abbaut, denn die Buddhi ist auf jeden Fall da und nimmt ihre Aufgabe des Unterscheidens von gesunden und ungesunden Einflüssen gerne wahr. Ist das Ego zu stark, kann die Buddhi – wie wir gesehen haben – diese wichtige Aufgabe nicht unbeeinflusst übernehmen.

Das Ego kann abgebaut werden, indem man Anhaftungen auflöst, sich einstellungsmäßig davon verabschiedet, immer gut dastehen und erfolgreich sein zu müssen, dass man ganz allgemein loslässt vom Besitzdenken, z. B. anderen Menschen, Partnerinnen und Partnern, den eigenen Kindern gegenüber.

Auf diese Weise kommt man durch die Auflösung der Außenfixierung allmählich seinem inneren Geist näher und letztlich dem wahren Selbst und seinem unermesslichen Energiepotential.

> Jenen, die mir ihr ganzes Herz schenken,
> erteile ich Buddhi, die Fähigkeit, zwischen
> dem Wirklichen und dem Nichtwirklichen zu
> unterscheiden.
>
> *(Bhagavad Gita 10.10-11)*

4. Zwei wichtige Wachstumsfaktoren

Zwei psychologische Faktoren sind aus ayurvedisch-psychologischer Sicht für das persönliche Wachstum von entscheidender Bedeutung: das Selbstwertgefühl und die Abgrenzung nach außen. Wir werden aufzeigen, wie diese beiden, zum Teil voneinander abhängigen Aspekte sich auf das persönliche Wachstum auswirken und wie vor allem ein stabiles Selbstwertgefühl, das schließlich die Basis für eine förderliche Offenheit darstellt, erreicht werden kann. Selbstverständlich lässt sich der Weg zu einem stabilen guten Selbstwertgefühl einfacher beschreiben, als diesen tatsächlich auch zu gehen.

Das Selbstwertgefühl

Es wurde hier schon ausführlich beschrieben, wie äußere Faktoren das Wachstum eines Menschen fördern oder hemmen können. Wir müssen aber beachten, dass auch die Person selbst sowie ihre innerpsychischen Konstellationen und Abläufe das Wachstum in noch viel erheblicherem Maß beeinflussen. Eine ganz entscheidende Kraft dabei ist das Selbstwertgefühl. Wie das Wort, wenn es genau gelesen wird, schon sagt, ist das Selbstwertgefühl das subjektive Gefühl über den eigenen Wert oder, anders gesagt: die Selbstbewertung.

Das Selbstwertgefühl stellt also das Resultat der Selbstbewertung eines Menschen dar, welche die ganze Zeit über immer wieder von Neuem stattfindet: Wie gut finde ich mich? Bin ich zufrieden mit mir? Fühle ich mich der augenblicklichen Situation gewachsen? Habe ich – von mir aus gesehen – Erfolg? Habe ich von mir den Eindruck, dass ich ein wertvoller Mensch bin?

Nun wissen wir aus dem vorangegangenen Kapitel *Ayurvedische Psychologie*, dass der Mensch eine innere Bewertungsinstanz hat, die Buddhi, die im Kontakt mit der übergeordneten kosmischen Intelligenz urteilt und entscheidet. Mit den übergeordneten kosmischen Kriterien müsste sich der Mensch eigentlich als einzigartig, göttlich und gut bewerten, weil er nicht sein Äußeres und seine Leistung, sondern sein wahres Selbst beurteilt. Dies könnte die Basis für ein unglaublich starkes und auch stabiles Selbstwertgefühl sein, wie das beispielsweise bei Kleinkindern zu beobachten ist. Diese fragen nicht danach, ob sie sein dürfen – sie sind einfach so, wie sie sind.

Die Problematik besteht jedoch darin, dass sich die meisten Menschen nicht mit der reinen unverfälschten Buddhi beurteilen, weil sie vom Ahamkara dominiert und daher außenfixiert sind. Daher zählen bei der Selbstbeurteilung Position, Leistung, Prestige, Status, Besitz, das Geliebtwerden usw. Gute Leistung, positives Feedback, besser als andere zu sein stellen die Beurteilungskriterien für die eigene Person dar und das bedeutet, dass ein Selbstwertgefühl so lange gut ist, wie jemand Erfolg hat, geliebt wird und positives Feedback bekommt. Sobald schwierige Zeiten anstehen, Erfolg auf sich warten lässt, Kritik kommt, die Liebe aufgekündigt wird, leidet das Selbstwertgefühl. Damit wird das für das Wohlbefinden und das Verhalten eines Menschen so wichtige Selbstwertgefühl zu einem labilen, außenabhängigen Faktor: Mal ist das Selbstwertgefühl gut, mal ist es schlecht.

Beispiel: Im Zustand der Verliebtheit ist das Selbstwertgefühl unermesslich stark. Da gibt es einen Menschen, der einen vergöttert – Ahamkara erfährt volle Bestätigung. Mit diesem starken Selbstwertgefühl ist der Mensch dann plötzlich zu Dingen fähig, zu denen er im nicht-verliebten Zustand niemals in der Lage war. Umgekehrt fühlt man sich fast nie so miserabel als dann, wenn man von einem geliebten Menschen verlassen wird. Da sinkt das Selbstwertgefühl in ungeahnte Tiefen und oft hört man dann die Aussage: „Ich fühle mich wie der letzte Dreck."

Diese Beispiele zeigen auf, wie das Selbstwertgefühl meistens stark von äußeren Bedingungen abhängig ist.

Da Ahamkara die Selbstbewertung immer aufgrund von Vergleichen vornimmt, stellt sich die Frage, womit es die eigene Person vergleicht: Sind es realistische Erwartungen an die eigene Person? Sind es übersteigerte Selbsterwartungen aus einem überhöhten Ego, die nie erfüllt werden können, oder sind es Ego-Vergleiche mit anderen Personen? Auch bei diesen spielen ebenfalls wieder Selbsterwartungen eine Rolle: Mit wem vergleiche ich mich? Dienen grundsätzlich Schwächere oder Stärkere als Maßstab?

In die Bewertungskriterien mischen sich selbstverständlich, wenn auch großenteils unbewusst, Chitta-Inhalte, alte Prägungen hinein. Dies, weil das übermächtige Ego die Buddhi kontrolliert und weitgehend außer Gefecht setzt. So können sich Chitta-Inhalte in die Egobewertung hineinmischen und mitbestimmen, mit wem sich jemand vergleicht, mit welchen Maßstäben er sich misst.

Beispiel: Wenn jemand in seiner Erziehung immer wieder mitbekommen hat, alles, was er tut, perfekt und fehlerfrei ausführen zu müssen, hinterlässt dies eine Prägung im Chitta. Diese Prägung schmuggelt sich täglich unbewusst in die aktuelle Selbstbewertung mit ein. Einerseits motiviert diese Prägung die Person zum

Perfektionismus, andererseits bildet sie einen starken Aspekt der Selbstbewertung, der immer dann zu einem guten, starken Selbstwertgefühl führt, wenn eine Tätigkeit fehlerfrei, erfolgreich und bis ins Detail erledigt werden konnte. Im anderen Fall, wenn die Arbeit – möglicherweise aus Zeitgründen – nur oberflächlich getan werden konnte, wenn unerwünschte Ergebnisse entstanden sind, entwickelt sich ein negatives, schwaches Selbstwertgefühl.

Selbstbewertungen aus dem Ahamkara heraus sind, wenn wir das eben Beschriebene streng logisch durchdenken, immer eine Täuschung (Maya), weil nicht das wahre Selbst, der göttliche Aspekt einer Person, durch die Buddhi beurteilt wurde, sondern über das Ahamkara das Resultat einer äußeren Aktion. Dabei spielen subjektive Kriterien und mehr oder weniger zufällige Reaktionen und Feedbacks von anderen Personen eine entscheidende Rolle.

Das Selbstwertgefühl ist insgesamt maßgeblich dafür verantwortlich, wie jemand in der Welt steht. Es ist dafür verantwortlich, ob jemand mit sich zufrieden ist und an sich glaubt. Im positiven Fall fühlt sich die Person sicher, kann sich zeigen und Konstruktives leisten. Wir sprechen dann von Motivation. Glaubt ein Mensch an sich, kann Motivation, die Triebfeder für Wachstum entstehen; zweifelt er an sich, resultiert daraus schnell einmal Resignation und Blockierung.

Menschen mit einem angeschlagenen Selbstwertgefühl haben die Tendenz, sich zu verbergen, fühlen sich einsam, stellen sich infrage, suchen nach Anerkennung und Bestätigung, weil ein schlechtes Selbstwertgefühl schwer erträglich ist. Oftmals vermeiden sie Risiken, verteidigen sich, greifen leicht an oder ziehen sich zurück, suchen nach Komplimenten durch eine übertriebene Selbstdarstellung oder spielen äußerlich eine Rolle, z. B. den coolen Typen oder eine aufgesetzte, zur Schau gestellte Selbstsicherheit und Arroganz. An sich zeigen sie ein Ahamkara-

Verhalten, das es schwierig macht, ihnen Lob und positives Feedback zu geben, was sie doch so nötig hätten.

Sofern bei jemandem eine verhängnisvolle Verfestigung eines bestimmten Selbstwertgefühls entstanden ist, im Sinne einer dauerhaften Überzeugung, beispielsweise als verfestigtes Minderwertigkeitsgefühl (Minderwertigkeitskomplex) oder als permanente Selbstüberbewertung (Größenwahn), handelt es sich um die Auswirkung einer „Ablagerung" im Chitta.

Die Abgrenzung nach außen

Ein zweiter wichtiger Faktor, der das Wachstum beeinflusst, ist die Offenheit einer Person. Offenheit meint, dass jemand einerseits frei von Blockierungen äußere Reize aufnehmen, andererseits adäquat und konstruktiv aus seinem Inneren heraus reagieren kann.

Sind die Grenzen offen, dann sind Bewegung, Entwicklung und Wachstum möglich. Ist die Abgrenzung nach außen verschlossen, kann die Situation als blockiert bezeichnet werden und damit ist Wachstum unmöglich. Ob die Grenze nach außen offen oder verschlossen ist, hängt von zwei Faktoren ab: zum einen vom grundsätzlichen Vertrauen eines Menschen und zum anderen von der Aktivität des Ahamkara-Manas.

Grundsätzliches Vertrauen zu sich selbst und zu anderen – einmal unabhängig von der aktuellen Situation gesehen – ist im Chitta, also in einer tiefen Schicht der Psyche verankert. Alle Erfahrungen, die ein Mensch macht, sei es mit anderen Menschen, aber auch mit Situationen und dem eigenen Verhalten in solchen Situationen sowie der Erfahrung mit dem Resultat, hinterlassen mehr oder weniger starke Prägungen im Chitta, die sich im Laufe der Zeit aufsummieren und dazu führen, dass ein Mensch ganz grundsätzlich mehr oder weniger Grundvertrauen besitzt. Je größer dieses ist, desto mehr besteht die Bereitschaft, die Grenzen nach außen offen zu halten. Je geringer das Grundvertrauen eines Menschen ist, desto eher zeigt er die Tendenz, sich zu verschließen.

Zu dieser grundsätzlichen Bereitschaft gesellen sich noch aktuelle Einflussgrößen, wie etwa die Tagesform eines Menschen und die innerpsychischen Prozesse, die dann auch bei der Einschätzung der aktuellen Situation maßgeblich sind. Diese innerpsychischen Gegebenheiten werden nachfolgend noch etwas genauer behandelt:

Ein überstarkes Ahamkara, das davon besetzt ist, grundsätzlich immer gut dazustehen, Sieger sein zu müssen, kann nicht viel Offenheit zulassen. Wenn Manas sich durchsetzen kann, besteht zumindest die kleine Möglichkeit, aus Vernunftgründen Offenheit zu bewirken. Grundlegend für die Offenheit ist jedoch vor allem die Bereitschaft eines Menschen zur Selbstreflexion, der Mut, sich selbst zu hinterfragen. Dies aber setzt ein Ahamkara voraus, das nicht allzu anhaftend und erfolgsfixiert ist, sodass die Buddhi zum Zuge kommen und den Grad der Offenheit nach Gesundheitskriterien steuern kann, was den Idealfall darstellt.

Verschlossenheit kann aus Angst, aus Verletzung oder Kränkung heraus erfolgen und wird damit vom Ahamkara-Manas gesteuert. Weitere Gründe für Verschlossenheit können Überheblichkeit, Desinteresse oder allgemeine Energielosigkeit sein, Letztere beispielsweise bei einem Burnout. Zuletzt seien auch noch Menschen erwähnt, die – aus welchen Gründen auch immer – beschließen, im Moment oder auch für einen längeren Zeitraum nichts an sich herankommen zu lassen und nichts von sich preiszugeben. Diese „Schutzhaltung" setzt allerdings eine bewusste Willensanstrengung voraus, die ebenfalls vom Ahamkara ausgeht und einen großen Energieeinsatz erfordert.

Offenheit bedeutet, dass Reize von außen, wie beispielsweise Informationen oder Feedbacks (z. B. Kritiken), angenommen werden und innerlich etwas bewirken können. Die Information oder die Kritik wird weitergedacht, in einen Zusammenhang mit vorhandenem Wissen und der Selbstbeobachtung gebracht. Zudem wird sie durch die Buddhi mit ihren Kriterien bewertet und möglicherweise als konstruktiver Eindruck ins Chitta durchgelassen, das durch diesen Einfluss in seinen förderlichen Inhalten bereichert wird. So entsteht Persönlichkeitsbildung und ein reflektierter Wissenszuwachs, aber auch eine emotionale Reaktion, wie Freude, Neugier, Ablehnung. Auf diese Weise wächst insgesamt der Erfahrungsschatz eines Menschen.

Bei einem Menschen im verschlossenen Zustand prallen Informationen von außen auf unterschiedlichste Weise ab. Er hört sie zwar, reagiert aber nicht oder wenn, dann sehr abwehrend darauf. Damit bewirken die Informationen keine Reflexion, sondern allenfalls Verletzung oder – in seltenen Fällen – Gleichgültigkeit. Auf diese Weise findet kein Wachstum statt.

Die vier Persönlichkeitszustände

Wenn wir nun diese beiden wachstumsbestimmenden Aspekte, das Selbstwertgefühl und die Abgrenzung nach außen, beim Menschen miteinander in Verbindung bringen, ergeben sich vier Kombinationen, vier mögliche Persönlichkeitszustände, die unterschiedliches Verhalten und unterschiedlich gutes Wachstum zulassen. Es ist uns jedoch wichtig zu betonen, dass es sich bei dieser Darstellung um verschiedene Zustände handelt, in denen sich eine Person jeweils befinden kann, und nicht um eine Persönlichkeitstypologie, die Menschen festlegt. Die Erfahrung zeigt, dass sich dieselbe Person je nach Situation einmal im einen, zu einem anderen Zeitpunkt in einem anderen Zustand befinden kann. Es ist sogar wünschenswert, dass eine Person psychisch so flexibel ist, dass sie sich der jeweiligen Situation anpassen und ein für sich selbst oder die Situation möglichst günstiges und konstruktives Verhalten an den Tag legen kann. Dies erfordert jedoch eine gesunde innerpsychische Interaktion zwischen Ahamkara, Manas und Buddhi, bei der das Ahamkara sein Dominanzstreben aufgibt.

Es kommt jedoch vor, dass Personen in einem dieser Zustände gefangen sind, was es ihnen dann unmöglich macht, sich situationsgerecht zu verhalten oder in einen guten Wachstumsprozess zu kommen. In der Psychologie sprechen wir dann von einer neurotischen Fixierung.

Selbstwertgefühl und Offenheit verändern sich also im Normalfall je nach Situation immer wieder.

Es lohnt sich, die vier Persönlichkeitszustände etwas genauer anzuschauen, denn Zustand und Beschaffenheit von Selbstwertgefühl und Offenheit entscheiden über die Art und Weise, wie jemand sich verhält, wie etwas auf einen Menschen wirkt, wie er darauf reagiert, ob und in welchem Maße ein Wachstumsprozess stattfinden kann.

Nochmals sei an dieser Stelle betont, dass wir hier keine Persönlichkeitstheorie aufstellen, sondern nur Zustände abbilden, in denen sich eine Person befinden kann.

Die nachfolgende grafische Darstellung von Selbstwertgefühl und Offenheit (Abbildungen 6a-e) erklärt sich wie folgt:

Das Selbstwertgefühl stellen wir als Visualisierungshilfe mittels eines kleinen Kreises dar. Wir zeichnen einen durchgezogenen Kreis, wenn wir von einem intakten guten Selbstwertgefühl reden; ist das Selbstwertgefühl – aus welchen Gründen auch immer – dagegen schwach, ist der Kreis durchbrochen gezeichnet. Die tatsächliche Vorstellung ist eher die einer Kugel, ebenso wie man sich auch die Abgrenzung nach außen als Kugel vorstellen muss. Die Abgrenzung nach außen, gegenüber der Mitwelt, stellen wir als großen Kreis dar, in dessen Mitte sich der kleinere Kreis des Selbstwertgefühls befindet. Ist der äußere Kreis durchgezogen gezeichnet, symbolisiert dies den verschlossenen Zustand. Ist er dagegen durchbrochen dargestellt, heißt das, dass der Mensch im offenen Zustand ist.

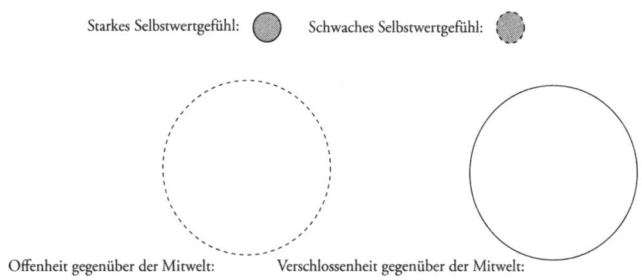

Abbildung 6a: Darstellung des Selbstwertgefühls und der Abgrenzung gegenüber der Mitwelt

Der erste Persönlichkeitszustand

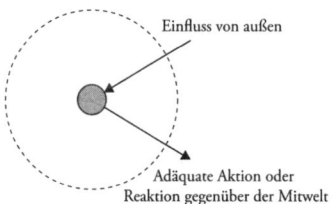

Abbildung 6b: Starkes Selbstwertgefühl, offene Grenze gegenüber der Mitwelt

Dies ist der Zustand eines guten Selbstwertgefühls, mit offener Grenze nach außen. Ideal ist, wenn Ahamkara nicht dominant ist, sodass die Buddhi – wie oben beschrieben - einerseits die Selbstbewertung vornimmt und andererseits die Offenheit nach den Gesichtspunkten von Gesundheit steuern und in der entsprechenden Situation Offenheit zulassen kann. Wenn die, durch den offenen Zustand zugängliche Buddhi etwas als ungesund oder als bedrohlich beurteilt, veranlasst sie zu Zurückhaltung, d. h. sie findet es besser, die Grenze vorübergehend zu schließen. Beurteilt sie eine Situation als günstig, bleibt die Offenheit bestehen.

Es kann aber auch sein, dass ein dominantes Ahamkara bei äußerem Erfolg zu einer positiven Bewertung und damit zu einem guten Selbstwertgefühl kommt, welches Offenheit zulässt. Diese Offenheit kann jedoch nur so lange aufrechterhalten werden, wie der Erfolg anhält. Kommt es zum Misserfolg oder zu einer Infragestellung, kann das sehr schnell dazu führen, dass die Offenheit abnimmt und der dritte Persönlichkeitszustand eintritt.

Im ersten Zustand können Einflüsse von außen (z. B. ganz allgemein Informationen, Feedback, Lernsituationen oder auch körper- oder psychotherapeutische Handlungen) gut an- und aufgenommen und nach den Kriterien der Buddhi be- und verarbeitet werden. In diesem Zustand ist es möglich, ganz persönlich zu reagieren und zu wachsen, da die erlebten Situationen auch im Chitta prägende Einflüsse verankern können.

Beispiele für den ersten Persönlichkeitszustand:
1. Feedback einer Kursteilnehmerin: „Ich bin froh um die vielen nützlichen Informationen, die ich bekommen habe. Insbesondere die Übungen zur mentalen Steuerung werde ich weitermachen."
Offene Reaktion: „Herzlichen Dank für dieses Lob. Es freut mich, dass Sie viel profitiert haben."
2. Kritik einer Kollegin: „Manchmal entsteht bei mir der Eindruck, dass du durch deine aktive Teilnahme am Kurs zu viel Raum einnimmst."
Offene Reaktion: „So habe ich das noch nie gesehen – ich werde darüber nachdenken."

Der zweite Persönlichkeitszustand

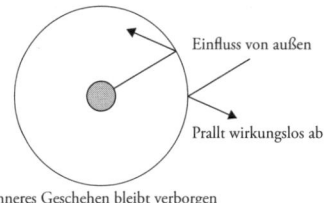

Abbildung 6c: Starkes Selbstwertgefühl, verschlossen gegenüber der Mitwelt

Hier ist die Situation eines guten Selbstwertgefühls gegeben, doch mit einer Verschlossenheit nach außen. In diesem – eher seltenen – Zustand ist jemand in sich gekehrt, mit sich selbst beschäftigt, möglicherweise nach außen hin überheblich wirkend oder uninteressiert. So ist jemand weder bereit noch in der Lage, etwas von außen aufzunehmen oder wirklich etwas von sich persönlich offenzulegen. Das, was auf einen zukommt, wird entweder nicht wahrgenommen oder – wenn überhaupt – auf der rein sachlichen Ebene beantwortet. Die Person ist als solche kaum spürbar, denn sie engagiert sich emotional wenig bis gar nicht.

Gespräche verlaufen eher oberflächlich; man redet über „Gott und die Welt", nur nicht ehrlich über sich. Das sind die bekannten „Small Talks" oder Stammtischgespräche, wobei man sich immer fragen muss, ob hinter der verschlossenen Fassade wirklich ein gutes Selbstwertgefühl steckt oder ob der Betreffende in Wirklichkeit im dritten, sehr viel häufiger vorkommenden Persönlichkeitszustand ist, denn jemand mit einem wirklich starken Selbstwertgefühl braucht diese Abgrenzung nicht.

Der zweite Persönlichkeitszustand entspricht der klassischen Situation der vom Ahamkara beeinflussten oder durch ein übermächtiges Ahamkara blockierten Buddhi, die keine Einflüsse mehr in den tieferen Schichten der Psyche durchlässt, jedoch auch innere Impulse unterdrückt (siehe Abschnitt *Die*

Psychodynamik, ab Seite 68). Mehr oder weniger bewusst kann Ahamkara einfach für eine bestimmte Zeit beschließen, nichts an sich herankommen, sich durch nichts beeindrucken zu lassen und auch nichts von sich preiszugeben.

Sofern es sich nicht um eine krankhafte Erscheinung, wie beispielsweise beim Autismus, oder um eine durch Gewohnheit allmählich entstandene neurotische Entwicklung handelt, kann in der Regel eine derart künstlich aufgebaute und viel Energie fordernde verschlossene Haltung nicht über einen längeren Zeitraum aufrechterhalten werden, zumal eine Person mit einem intakten Selbstwertgefühl absolut keinen Grund dafür hat, sich derartig abzugrenzen.

Beispiele:
1. *Feedback einer Kursteilnehmerin im zweiten Persönlichkeitszustand:* „Das war ein ganz netter Kurs; das meiste habe ich eigentlich vorher schon gewusst und es auch genauso gemacht."
2. *Reaktion auf dieselbe Kritik wie oben (Du nimmst zu viel Raum ein ...):* „Ich sehe das Problem nicht."

Der dritte Persönlichkeitszustand

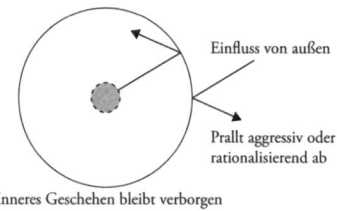

Abbildung 6d: Schwaches Selbstwertgefühl, verschlossen gegenüber der Mitwelt

Im Gegensatz zum vorher beschriebenen Persönlichkeitszustand, der ebenfalls nach außen verschlossen ist, haben wir hier hinter der verschlossenen Grenze ein angeschlagenes, schwaches Selbstwertgefühl. Möglicherweise hat jemand gerade ein negatives Feedback erhalten, ist bei anderen nicht so gut angekommen, wie er es wollte, oder durchlebt gerade eine schwierige Phase, in der es ihm persönlich nicht so gut geht. Die geschlossene Grenze nach außen hat somit eine Schutzfunktion für das geschwächte Selbstwertgefühl, denn das soll nicht noch mehr geschwächt werden.

Die Buddhi hat hier entschieden, dass die Person im Moment zu verletzlich ist, um noch viel ertragen zu können. Deshalb hat sie den Rückzug veranlasst. Es kann aber auch sein – und das ist der weitaus häufigere Fall –, dass der Betreffende irgendwie verletzt und/oder verunsichert und verängstigt ist. Ahamkara hat die gewünschte Position aus irgendeinem Grunde verloren und beschließt sozusagen, den Laden dichtzumachen und, was nicht selten ist, nach außen den coolen, starken Typen zu markieren. Daraus resultiert oft ein übertrieben starkes Auftreten, nicht selten mit einer trotzigen, sehr wachsamen Unternote, wie das beispielsweise bei Pubertierenden (leider aber nicht nur bei diesen) sehr häufig zu beobachten ist. Der Betreffende muss zusehen, dass die Show so gut stimmt, dass er nicht angetastet werden kann. Wie im vorhergehenden Zustand lässt die Person auch hier nichts Persönliches, schon gar keine Schwächen nach außen dringen, damit sie sich nicht angreifbar macht.

Weil der Mensch in diesem Zustand, zumindest unbewusst, um seine Verletzlichkeit weiß, wehrt er das, was auf ihn zukommt – im Gegensatz zum zweiten Persönlichkeitszustand, bei dem die Einflüsse von außen scheinbar wirkungslos bleiben – mit überkritischen, empfindlichen oder aggressiven Reaktionen ab. Kritik wird zurückgewiesen, nicht selten mit kämpferischem Gegenschlag und einem Riesentheater.

In einem solchen Persönlichkeitszustand ist häufig eine grundsätzlich recht kritische, negative, abwertende Haltung gegenüber den äußeren Gegebenheiten, oftmals auch gegenüber anderen Menschen zu beobachten. Die destruktive Haltung kann aus entsprechenden Chitta-Prägungen hervorgehen, was vor allem bei Menschen zu beobachten ist, die ganz allgemein vom Leben enttäuscht wurden und die Tendenz haben, sich als Opfer zu sehen. Diese kritische und überkritische Haltung drückt sich so aus, dass sich jemand nicht exponieren und auch nichts annehmen will oder kann, weil ihn dies zu sehr verunsichern würde. In der Abwertung anderer baut sich das vergleichende Ahamkara eine scheinbare Aufwertung der eigenen Person auf, etwa nach dem Prinzip: „Unter dein Blinden ist der Einäugige König!"

Beispiele:
1. Feedback einer Kursteilnehmerin: „Das, was Sie uns da im Kurs erzählt haben, war ja ganz in Ordnung, nur sollten Sie das unseren Vorgesetzten erzählen und nicht uns, die hätten das viel nötiger, zudem ist das reine Theorie, bei uns ist alles ganz anders."
2. Reaktion auf dieselbe Kritik wie oben (Du nimmst zu viel Raum ein ...): „Ich kann nichts dafür, wenn das zu einem Problem für dich wird. Du musst dich eben durchsetzen."

Der vierte Persönlichkeitszustand

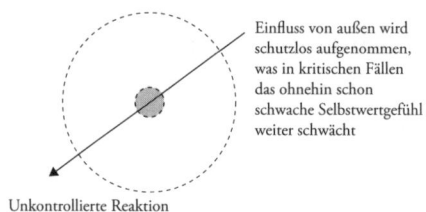

Einfluss von außen wird schutzlos aufgenommen, was in kritischen Fällen das ohnehin schon schwache Selbstwertgefühl weiter schwächt

Unkontrollierte Reaktion

Abbildung 6e: Schwaches Selbstwertgefühl, offene Grenze gegenüber der Mitwelt

Dies ist der Zustand des schwachen Selbstwertgefühls, mit offener Grenze nach außen. Durch die vom Ahamkara beeinflusste und möglicherweise ausgeschaltete Buddhi geht alles ungehindert hinein und alles unkontrolliert hinaus.

Dies ist ein Zustand höchster Sensibilität, Verletzlichkeit und Verführbarkeit. Aus ayurvedisch-psychologischer Sicht kann hier oft eine Form einer Vata-Störung beobachtet werden, mit Merkmalen wie beispielsweise Unkonzentriertheit, Verwirrung, Ängstlichkeit und Unruhe.

Die Gefahr besteht darin, dass jemand sich nicht abgrenzen und keine Prioritäten setzen kann. Kritik wird schnell als verletzend und als die ganze Persönlichkeit infrage stellend erlebt. In der Kommunikation wirken Menschen in diesem Zustand sehr offen und sind fähig, viel Persönliches von sich preiszugeben und viel aufzunehmen. Von dem vielen, was aufgenommen wird, bleibt jedoch wenig haften, da Wichtiges nicht von Unwichtigem unterschieden werden kann und keine innere Struktur da ist, an der Aufgenommenes festgemacht werden könnte.

Im Extremfall ist die beurteilende Instanz der Buddhi hier völlig außer Kraft gesetzt und der Mensch wird zum Spielball seines Ego (Ahamkara) und seiner Emotionen (Manas). Einerseits entwertet sich die Person selbst aus dem vielleicht überkritischen, sich mit anderen vergleichenden Ahamkara, und andererseits wirkt sich die Überempfindlichkeit des geschwächten Selbstwertgefühls schnell einmal so aus, dass wenig kontrollierte emotionale Reaktionen entstehen können. Dies äußert sich in schneller Begeisterungsfähigkeit, Bewunderung für andere, Verletztheit usw.

Da Menschen in einem solchen Zustand sehr empfänglich sind und Kritik beinahe ungehindert tief eindringen kann, können auch viele negative Prägungen im Chitta entstehen, die sich ihrerseits wiederum schädigend auf das Selbstwertgefühl auswirken können: ein Teufelskreis, der dazu führt, dass wir immer mehr Menschen antreffen, bei denen sich dieser Persönlichkeitszustand verfestigt hat.

Menschen in so einem Zustand sind auch sehr leicht für etwas zu gewinnen und zu begeistern, indem man ihnen sagt, wie gut, wie schön, wie intelligent sie seien, wie gern man sie hat. Solche Feedbacks werden kritiklos wie Balsam aufgenommen und damit hat man den „Fisch" an der Angel. Diese Masche gehört in die Trickkiste von Verführern, billigen Verkäufern und Gruppierungen , die möglichst schnell viele Menschen gewinnen wollen.

Beispiele:
1. Feedback einer Kursteilnehmerin: „Der Kurs war super. Ich werde alles umsetzen, denn für mich war alles gleich wichtig."
(Wenn dieser Mensch dann nach Hause zurückkehrt, bleibt die Begeisterung, aber an Konkretes kann er sich sehr oft nicht mehr richtig erinnern. Er nimmt die Gefühlsempfindung mit, jedoch keine oder nur wenig geordnete oder zufällige Informationen; vieles ist verloren gegangen.)
2. Reaktion auf dieselbe Kritik wie oben (Du nimmst zu viel Raum ein ...): fängt an zu weinen und sagt: „Dann sage ich halt gar nichts mehr." Reist vielleicht sogar tief verletzt aus dem Kurs ab.

Zum besseren Erkennen und Unterscheiden der vier Zustände hier noch einmal ein anschauliches Beispiel zum Thema: Umgang mit Alkohol.

Beispiele:
1. Erster Persönlichkeitszustand: „Mhhh, ich liebe guten Wein, genieße ihn, und wenn ich merke, dass ich genug habe, kann ich aufhören."
2. Zweiter Persönlichkeitszustand: „Ich brauche keinen Wein, um fröhlich zu sein; wenn ihr das braucht, dann ist das eure Sache."
3. Dritter Persönlichkeitszustand: „Ich fange gar nicht erst an mit Weintrinken, denn ich habe etwas gegen Alkoholiker ...", oder: „Wenn ich mal anfange, kann ich nicht mehr aufhören."
4. Vierter Persönlichkeitszustand: Jemand trinkt, bis es nichts mehr zu trinken gibt oder bis er vom Hocker fällt (weil in diesem Zustand die Struktur fehlt, um abgrenzende Entscheidungen zu treffen).

Das Wachstumsprinzip „Konzentration – Expansion"

In der gesunden Natur beobachten wir ein interessantes, rhythmisches Entwicklungs- und Wachstumsphänomen, das wir in der ayurvedischen Psychologie als Vorbild nehmen können. Dieses Phänomen zeigt uns, dass in der Regel eine Expansion immer auf eine Konzentration folgt, dass natürliches, gesundes Wachstum immer einer Latenzphase oder einer Zentrierung folgt. Das Freiwerden von Kräften geht dabei aus einer vorausgehenden Sammlung hervor. Wachstum verläuft also nicht linear, sondern stufenweise, wobei die Stufen länger oder kürzer sein können.

> Beispiel: Bei heranwachsenden Kindern ist leicht zu beobachten, dass sie, beispielsweise nach einer Kinderkrankheit, die sie ans Bett gefesselt und zur Ruhe gezwungen hat, regelrechte Wachstumsschübe machen. Es ist so, als würden sie Kräfte sammeln, um wieder einen Ruck nach vorn machen zu können.

Unter Expansion verstehen wir das Sichausweiten, das Verlassen eines Zustandes und das Hinausgehen in einen neuen Zustand, so wie es ja auch beim Wachstum der Fall ist. Wir verlassen die momentane Position und schreiten vorwärts in eine neue Form. Im Gegensatz dazu ist, wenn wir von Konzentration sprechen, die Entwicklungsrichtung eine umgekehrte. Wir gehen mit unserer Aufmerksamkeit in Richtung Zentrum, also einwärts gewandt, nach innen. Konkret bedeutet dies, dass wir uns auf uns selbst fokussieren, unser Denken und Handeln, unsere Werte hinterfragen, Erlebnisse und Informationen auf uns wirken lassen und die eigenen inneren Reaktionen beobachten.

> Beispiele für Konzentration und Expansion in der Natur:
> 1. Die pulsierende Vakuole bei einem Einzeller zieht sich zusammen (Konzentration), um sich kurz darauf, in einem schönen Rhythmus, wieder auszudehnen (Expansion).

2. Der Atemrhythmus: Das Einatmen entspricht der Konzentration, das Ausatmen der Expansion.

3. Im Herbst ziehen die Pflanzen ihre Säfte zurück, gehen also in die Konzentration, um im Frühjahr wieder in die Expansion gehen und blühen zu können.

Wir gehen so weit zu sagen, dass gesundes Wachstum immer im Rhythmus mit Zentrierung einhergehen muss. Dies beinhaltet die Erkenntnis, dass Wünsche nach stetigem, unaufhörlichem Wachstum zwar verständlich sein mögen, doch ungesund sind und letztlich zur Überforderung, zu Krankheiten, schließlich zum Zusammenbruch führen. Solches erleben wir in der heutigen Zeit an allen Ecken und Enden: Unternehmen wollen andauernd in Umsatz und Gewinn wachsen; Menschen werden durch die beschleunigte gesellschaftliche und technische Entwicklung gezwungen, sich unermüdlich und pausenlos weiterzuentwickeln; Staaten und Staatenbündnisse sollen immer größer werden, obwohl eigentlich nur wenige wissen, warum das so sein soll. Bei all diesen Entwicklungen stellen wir fest: Es geht bei dieser Forderung nach stetigem Wachstum kaum einem Unternehmen, den Finanzmärkten, wachsenden Staatenbündnissen oder Einzelpersonen in dieser Gesellschaft wirklich gut (außer vielleicht aus finanzieller Sicht einigen wenigen). Das stetige Wachstum hat viele überfordert – Konzentration, zwischenzeitliche Ruhe wären nötig.

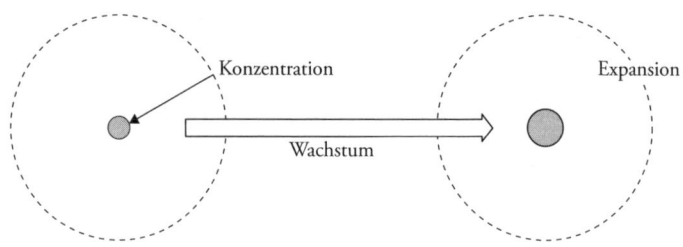

Abbildung 7: Wachstum durch Konzentration und Expansion

Wenn wir die im letzten Abschnitt erklärten Persönlichkeitszustände betrachten, müssen wir feststellen, dass lediglich im ersten Persönlichkeitszustand (starkes Selbstwertgefühl und nach außen hin offen) Konzentration und Expansion und damit gesundes Wachstum möglich sind. Eine Person in diesem Zustand kann sich in innerer Ruhe und Sicherheit zentrieren, sich gefahrlos hinterfragen, ihre Buddhi aktivieren und somit nützliche Hinweise für den kommenden gesunden Lernprozess empfangen. Ihre Grenze nach außen ist durchlässig, was bedeutet, dass sie sich bewegen und auf den Lernweg machen kann.

Im zweiten Persönlichkeitszustand (starkes Selbstwertgefühl und nach außen hin verschlossen) ist zwar rein geistiges Wachstum im Sinne von intellektuellem Lernen denkbar. Der Wachstumsprozess bleibt jedoch ein äußerlicher und die Person als solche bleibt davon unberührt, denn die Grenze des persönlichen Zulassens ist verschlossen. Das heißt, dass die tieferen Schichten der Psyche, der „innere Geist", vom Wachstumsprozess ausgeschlossen sind. Was in diesem Zustand auch einen möglichen äußeren Lernprozess behindern oder gar blockieren könnte, wäre die Tatsache, dass eine Person völlig von sich selbst überzeugt ist und erklärt: „Ich weiß eigentlich alles schon oder weiß es besser, und ich habe im Leben ja Erfolg gehabt, was soll ich also noch dazulernen?" Hier stellt sich natürlich auch die Frage, was diese Person eigentlich als Erfolg bezeichnet. Eine Person in diesem zweiten Zustand ist an einem Wachsen wenig interessiert, weshalb sich die Frage nach Konzentration und Expansion gar nicht stellt. Außerdem ist persönliches Wachstum, die Bewegung nach außen (Expansion), im zweiten Zustand nicht möglich, da die geschlossene Grenze eine solche Entwicklung ohnehin unmöglich macht.

Der dritte Persönlichkeitszustand (schwaches Selbstwertgefühl und nach außen hin verschlossen) ist, wie wir gesehen haben, ein Schutzzustand. Der Mensch will sich vor äußeren

Einflüssen abschirmen und gibt auch nichts von sich preis, um sich nicht zu exponieren. Die Selbstexploration, die Hinterfragung der eigenen Person, des eigenen Denkens und Handelns, die Konzentration ist zu gefährlich, da sie dem bereits angeschlagenen Selbstwertgefühl noch weiter schaden könnte. Die Buddhi ist vom angst- und schmerzabwehrenden Ahamkara dominiert und kann ihre unabhängige, gesunde Beurteilungsfunktion nicht übernehmen. Alles zielt auf Absicherung ab, richtet sich nach außen und jede Bewegung wird zum Risiko. So werden die verfügbaren Kräfte für die Schutzhaltung eingesetzt und stehen einem möglichen Wachstumsprozess gar nicht mehr zur Verfügung; hinzu kommt, dass die verschlossene Grenze, wie im zweiten Zustand, die Bewegung auch gar nicht zulässt.

Die offene Grenze nach außen beim vierten Zustand wäre für Wachstum eigentlich ideal. Das Problem besteht jedoch darin, dass eine Person in dieser Konstellation keine stabile innere Struktur hat, bei der das Wachstum ansetzen könnte. Die oben beschriebene Vata-Störung wirkt sich dahin gehend aus, dass ein gezieltes Wachstum trotz offener Grenze genauso wenig möglich ist wie eine fokussierte Konzentration.

Zusammenfassung und Konkretisierung

Wir haben gesehen, dass Wachstum, welches über das rein intellektuelle Lernen hinausgeht und eher persönlichkeitsbildend und spirituell sein soll, eigentlich nur vor dem Hintergrund eines stabilen Selbstwertgefühls stattfinden kann, da nur so Konzentration und Expansion möglich sind.

Das stabile, gute Selbstwertgefühl entsteht dadurch, wie wir bereits zu Anfang des Kapitels im Abschnitt *Das Selbstwertgefühl* (ab Seite 85) erläutert haben, dass es uns gelingt, durch den Abbau des übermächtigen Ego der nach kosmischen Gesetzen beurteilenden Buddhi einen größeren Platz einzuräumen, sodass die Selbstbewertung sich auf das wahre Selbst bezieht und nicht auf äußeren Erfolg.

Wir gehen in der ayurvedischen Psychologie von dem Prinzip aus, dass gesundes Wachstum in Stufen verläuft und dass es im Rhythmus von Konzentration und Expansion stattfinden muss. Daher sollte einer wachsenden Ausweitung jeweils eine Sammlung vorangehen, was letztlich die Wichtigkeit der Meditation in der ayurvedischen Psychologie aufzeigt. Dieses Prinzip ist wegweisend für alle ayurvedisch-psychologischen Interventionen, unserer Ansicht nach jedoch auch für alle anderen Situationen, in denen Wachstum in irgendeiner Form stattfinden sollte, insbesondere bei therapeutischen Behandlungen mit dem Ziel, Gesundheit anzustreben.

> Der umherschweifende Geist, der sich an die Gegenstände heftet, verliert sein Unterscheidungsvermögen und treibt haltlos dahin, ein Schiff ohne Steuerruder.
>
> *(Bhagavad Gita 2.67)*

5. Wachstum nach innen

Spirituelles Wachstum beginnt mit der Lenkung des Bewusstseins weg von äußeren Reizen nach innen, hin zu den tieferen Schichten der Psyche. Die Psychodynamik ist bei vielen Menschen heute aber von einer einseitig betonten Außenorientierung bestimmt. Wie im nächsten Abschnitt *Die Anziehungskraft der Außenwelt* (ab Seite 108) noch detaillierter dargestellt wird, ist der heutige Mensch stark auf die äußere Welt im materiellen Sinn fokussiert. Er konzentriert sich auf das, was er mit seinen Sinnen wahrnehmen und mit seiner Logik erklären kann. Er muss sich bewähren, sich durchsetzen, kluge, d. h. gesellschaftstaugliche Strategien zur Problemlösung entwickeln und umsetzen. Er misst sich an anderen und lebt mehr oder weniger nach den gesellschaftlich vorgegebenen Normen, die er auch als persönlichen Maßstab für sein Ego (Ahamkara) übernommen und verinnerlicht hat. All dies manifestiert sich in der Regel in einem überwertigen Ego und in einer Überbewertung der intellektuellen und körperlichen Leistungen. Der Maßstab, mit dem das Leben bewertet wird, mit dem man sich auch selbst bewertet, ist im starken Ego verankert, erfolgs- und besitzorientiert, jedoch wenig gesundheitsfreundlich. Die für das eigene Befinden sehr wichtige Selbstbewertung, das Selbstwertgefühl, ist damit stark außenorientiert, das heißt, abhängig von Erfolg oder Misserfolg: Bin ich erfolgreich, geht es mir gut – habe ich Misserfolg, geht es mir schlecht. Die Abbildung 2 auf Seite 62 zeigt, wie sich auf diese Weise die mehr oder weniger bewusste psychische Aktivität im äußeren Geist abspielt, während mittlerer und innerer Geist lediglich im Hintergrund und weitgehend unbeachtet bleiben.

Unbeachtet heißt jedoch nicht, dass sie unbedeutend und inaktiv sind. Die egogesteuerte Buddhi, die hier mehr vom Ego gefärbt als mit der kosmischen Intelligenz im Kontakt ist, unterscheidet Reize nach Ego-Kriterien und trifft auch egogesteuerte Entscheidungen. Sie entscheidet nach den Kriterien persönlicher Nützlichkeit im Hinblick auf Angstvermeidung und Lustgewinn. Nach diesen Kriterien werden auch Eindrücke in den inneren Geist durchgelassen, die sich dort als Prägungen niedersetzen. Man lässt sich von attraktiven Dingen beeinflussen und wird verführbar. Die Filterentscheidung der Buddhi heißt also nicht mehr: „Was tut mir gut?", sondern „Was ist lustvoll?" oder „Was schützt mich vor Angst machenden Situationen?"

Auch das innere Selbst, Chitta, ist im Hintergrund aktiv. Die Aktivität besteht darin, dass sich Prägungen (Samskaras) innerlich aktivieren und als Gedanken manifestieren (Vrittis), dass sich die weitergeführten Gedanken wieder als Prägungen niederlassen, um vielleicht zu einem späteren Zeitpunkt wieder aktiv zu werden. Man bezeichnet dies oft auch als Gedankenkreisen. Auf diese Weise entstehen Annahmen über sich selbst, über andere und über die Welt, welche sich nicht selten als tiefsitzende Blockierungen manifestieren.

Auch hier sehen wir wieder dasselbe ayurvedische Phänomen: Potential wird manifest – Manifestes erzeugt wiederum Potential.

Beispiel: Jemand erinnert sich, ausgelöst durch eine Assoziation, durch eine ähnliche Situation oder auch mehr oder weniger zufällig, an eine nicht bestandene Prüfung. Er beginnt darüber nachzudenken, zieht sich selbst wieder in Zweifel, schämt sich nochmals für diese Blamage und kommt, möglicherweise 20 Jahre später und mit hoher Wahrscheinlichkeit nicht zum ersten Mal, innerlich zu dem Schluss: „Ich bin nichts wert – nicht einmal diese Prüfung habe ich geschafft." Dieses „Ich bin nichts wert" nistet sich wiederum als neue Prägung im inneren Selbst ein und schleicht sich bei entsprechender Gelegenheit durch eine egogefärbte, schwache Buddhi an die Oberfläche in sein Verhalten ein. Sie veranlasst ihn, Bewährungsproben und Herausforderungen noch mehr aus dem Weg zu gehen als bisher schon, oder sie führt zu übertriebenen Prüfungsängsten oder Lampenfieber vor Auftritten.

Wie wir an diesem Beispiel sehen, dringen durch eine egogefärbte, schwache Buddhi Prägungen ungefiltert ins Denken, Fühlen und Verhalten ein. Ist jemand in diesem Alltagsmodus gefangen, mag er im Leben zwar ganz gut funktionieren und den gängigen Anforderungen gerecht werden – allerdings oft auf Kosten seiner Gesundheit. Leider steht dieses bloße Funktionieren jedoch einer spirituellen Entwicklung im Weg, weil der Mensch stark nach außen orientiert ist, während die tiefsitzenden Prägungen ihr unbewusstes, meist destruktives Spiel treiben. Um in ein spirituelles Wachstum hineinzukommen, muss diese Außenorientierung daher deutlich zurückgenommen werden.

Die Anziehungskraft der Außenwelt

Wir leben in einer lauten, hektischen Welt, mit einer unglaublichen Vielzahl an attraktiven wie auch abstoßenden Reizen, die unsere Aufmerksamkeit und unser Handeln, ob wir wollen oder nicht, beeinflussen und bestimmen. Unser Bewusstsein wird vom Umfeld angezogen und wir werden dazu veranlasst und verführt, uns auf das zu konzentrieren, was außen an uns geschieht, und uns den äußeren Reizen auszuliefern. Viele Menschen in der heutigen Zeit haben ihr Bewusstsein weitgehend nicht mehr unter Kontrolle; das heißt, sie steuern es nicht selbst, sondern es wird von starken externen Kräften gesteuert.

Beispiele:
1. Ein Zug donnert vorbei, wir erschrecken und schauen unwillkürlich zu dem rasenden Objekt hin.
2. Die Chefin sagt im Vorbeigehen, sie erwarte mich um 14 Uhr zu einem Gespräch. Ich fange an, mir Gedanken darüber zu machen, ob sie mich entlassen will: Gedanken, die mich bis 14 Uhr beschäftigen und meine Konzentration stören.
3. Das Telefon klingelt und ich fühle mich gezwungen, den Hörer abzunehmen – oder ich muss mich dazu zwingen, das Telefon weiterklingeln zu lassen.
4. Jemand schlendert mit seiner Partnerin durch die Stadt und beide führen dabei ein interessantes Gespräch. Leider wird dieses Gespräch immer wieder dadurch unterbrochen, dass der eine oder die andere etwas wahrnimmt, das die Aufmerksamkeit anzieht. Schließlich müssen die beiden das Gespräch abbrechen.

Die Menge der zum Teil aufdringlichen Außenimpulse ist enorm und wir sind praktisch permanent dazu gezwungen, uns mit ihnen auseinanderzusetzen oder uns, wenn das überhaupt möglich ist, aktiv vor ihnen abzuschirmen. Wir haben uns so an diesen Umstand gewöhnt, dass es uns manchmal geradezu eigenartig vorkommt, wenn die Reizvielfalt einmal ausbleibt. Dem wirken wir dann nicht selten in einer Weise entgegen, dass wir uns in der reizarmen Welt künstliche Reize verschaffen, damit die Reizmenge genügend hoch ist, dass sie unserer Gewohnheit entspricht und wir uns wohlfühlen.

Beispiele:
1. Die alleinstehende Frau kommt abends nach der Arbeit müde nach Hause und stellt als Erstes den Fernseher an. Sie schaut sich

zwar nicht bewusst eine Sendung an, sondern bereitet sich ein Abendessen zu, doch die Geräusche aus dem Wohnzimmer und das Hell-Dunkel-Flimmern geben ihr die vertraute Reizmenge, die sie braucht, um sich wohlzufühlen.
2. Im Wartezimmer des Hausarztes befindet sich in einer Ecke ein großer Flachbildschirm, auf dem ununterbrochen medizinische Probleme und deren Lösung gezeigt werden.

Hinzu kommt, dass heute von den meisten von uns verlangt wird, dass wir ständig erreichbar sind und alles in kurzer Zeit erledigen können.

Den tatsächlichen Außenreizen gesellen sich noch die vermeintlichen Außenreize hinzu, nämlich die Vorstellung einer Person, was alles von ihr erwartet würde, obwohl dies möglicherweise gar nicht der Fall ist.

Beispiel: Eine berufstätige Frau, die eigentlich schon an der Grenze ihrer Kräfte ist, fühlt sich innerlich gezwungen, Garten und Haushalt mehr oder weniger perfekt in Ordnung zu halten, weil sie glaubt, ihr Mann erwarte dies von ihr. In Wirklichkeit braucht er gar nicht so viel Ordnung und Reinlichkeit. Die ständig gestresste Ehefrau nervt ihn. Dadurch verschlechtert sich seine Laune zusehends. Seine Frau interpretiert das so, dass er immer noch nicht zufrieden mit der Ordnung in Haus und Garten sei, was letztlich in einen Teufelskreis führt.

Einerseits hat sich das Tempo durch die technischen Fortschritte und Möglichkeiten ganz allgemein verschärft und andererseits haben sich die Anforderungen an den Menschen vermehrt. Damit bleibt für die einzelne Handlung oder Überlegung ganz einfach weniger Zeit, sodass wir gezwungen sind, mehrere Dinge gleichzeitig erledigen zu müssen.

Beispiele:
1. Zwei Geschäftsleute halten während des Essens eine Besprechung ab und treffen Entscheidungen. Sie essen und arbeiten gleichzeitig.

2. Der Lehrer hört beim Autofahren Radio und überlegt gleichzeitig, wie er die nächste Schulstunde aufbauen will. Plötzlich hört er, dass im Radio eine ganz wichtige Mitteilung kommt, richtet seine Konzentration voll und ganz auf die Meldung und zieht im selben Maße die Aufmerksamkeit aus dem Straßenverkehr und aus seinen didaktischen Überlegungen ab. Auch wenn dabei nichts Schlimmes passiert: Oftmals ist es bei solchen Situationen so, dass man weder die wichtige Information ganz mitbekommt noch die Gedanken zu Ende denken kann, noch korrekt Auto fährt.

3. Die Mutter erzählt ihren Kindern beim Autofahren Geschichten und liest gleichzeitig auf ihrem Handy eine SMS oder schreibt sie sogar.

Solche hektischen und überfordernden Situationen sind für uns zum Alltag geworden. Wir teilen unsere Aufmerksamkeit auf verschiedene Aktivitäten auf und sind kaum einmal hundertprozentig konzentriert bei einer Sache. Die Folge ist, dass viel Halberledigtes liegen bleibt und dass vermehrt Fehler passieren.

Wir haben uns sogar so sehr an diesen Umstand gewöhnt, dass wir es häufig nicht schaffen, unseren Gedankenfluss zu stoppen, was zu Konzentrationsstörungen sowie Ein- und Durchschlafproblemen führt. Viele der vermehrt auftretenden Aufmerksamkeits- und Hyperaktivitätsstörungen sind auf die eben geschilderten allgemeinen Entwicklungen in der Welt zurückzuführen.

Ayurvedisch-psychologisch gesehen, leben die meisten Menschen heute ausschließlich im äußeren Selbst (Ahamkara und Manas). Sie haben weder die Zeit noch die Ruhe, feinfühlig bei sich selbst zu sein, auf die innere Stimme zu hören, ihre wahre Person zu leben und in die für das ganzheitliche Wachstum so wichtige Konzentration zu gehen. Dies wird noch durch den Umstand unterstützt, dass wir schon von früh an intensiv gelernt haben, uns nach außen zu orientieren, Erwartungen von anderen zu erfüllen und uns selbst aufzugeben zugunsten des Lebens, das wir führen. Auf diese Weise blasen wir unser Ego und damit unser anhaftendes Verhalten auf. Wir haben wenig gelernt, unser Bewusstsein zu lenken, selbst zu bestimmen, womit wir uns befassen wollen. Wir sind nicht mehr Lenker unseres Geistes, sondern lassen uns mental von außen steuern. Oder noch etwas deutlicher ausgedrückt: Wir haben uns selbst und den gesunden Rhythmus von Konzentration und Expansion verloren.

Der Kontaktverlust zu uns selbst lässt uns die Geschehnisse und uns selbst nicht mehr mit unserer tiefen, natürlichen, übergeordneten Intelligenz beurteilen. Die Beurteilung geschieht durch Ahamkara, unser Ego, also nicht durch die Kriterien der persönlichen Gesundheit und des persönlichen Wachstums, sondern durch die Kriterien des Erfolgs, der Stärkung der eigenen Position und des materiellen Wachstums (siehe dazu auch den Abschnitt *Das Ahamkara-Manas-Gebilde,* ab Seite 67).

Mit diesem „Intelligenzverlust" schädigen wir jedoch unsere Gesundheit, weil wir nicht nach dem leben, was uns guttut, sondern primär nach dem, was uns Lust macht, was wir selbst von uns erwarten, was von uns verlangt wird, oder nach dem, was unserer Meinung nach von uns verlangt wird.

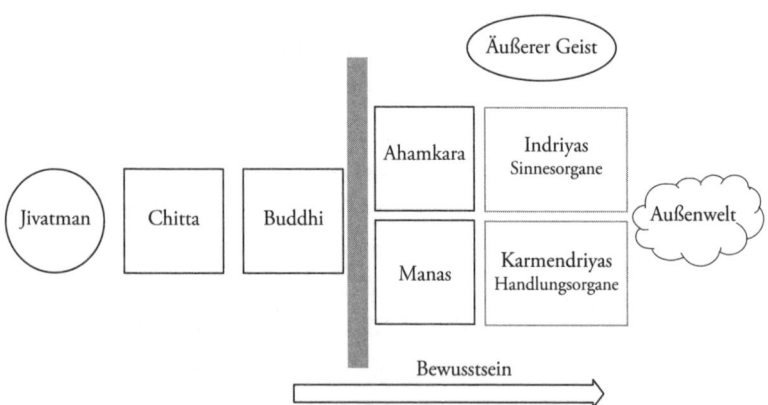

Abbildung 8: Die Anziehungskraft der Außenwelt

Der starke Balken zwischen dem äußeren und dem inneren Geist symbolisiert den Kontaktverlust zum mittleren und inneren Geist und letztlich zum wahren Selbst.

Zusammenfassend kann gesagt werden, dass die von außen kommenden Reize eine überwertige Rolle in unserem Leben spielen. Sie fordern von uns, dass wir sie zur Kenntnis nehmen, dass wir uns mit ihnen auseinandersetzen, dass wir die gestellten Aufgaben und Probleme lösen; sie bringen es auch mit sich, dass wir an diesen Herausforderungen im äußeren Geist wachsen – sofern wir ihnen gewachsen sind und nicht von ihnen überfordert werden. Denn sobald Überforderung eintritt, werden die Kräfte für das „Überleben", das Überstehen der Situation gebraucht und das Wachstum stockt. Wenn noch Wachstum stattfindet, ist es nach außen gerichtet. Wir haben es nicht anders gelernt, denn praktisch die ganze Ausbildung und Erziehung, angefangen im Kindergarten, ist darauf ausgerichtet, im Alltag mit seinen breit gefächerten Anforderungen zu bestehen.

Die meisten von uns gehen, wie eben beschrieben, gesteuert durch das Außen atemlos durch das Leben. Die ganze Aufmerksamkeit und sehr viel Energie werden für die Bewältigung des Alltags gebraucht. Was aus ayurvedisch-psychologischer Sicht zu kurz kommt, ist die konzentrative Aufmerksamkeit, das heißt, die Lenkung des Bewusstseins nach innen, zur Verfeinerung der Selbstwahrnehmung. Diese Bewegung nach innen können wir jedoch im weitesten Sinne als den Auslöser für spirituelles Wachstum beschreiben.

Spiritualität und spirituelles Wachstum

Wenn wir hier von Spiritualität reden, meinen wir damit den Glauben, die Überzeugung und die Erfahrung, dass hinter dem Sichtbaren, Greifbaren, Hörbaren auf dieser Welt eine Menge nicht wahrnehmbare, doch sehr wirksame feinstoffliche Vorgänge ablaufen und dass in einer übergeordneten impliziten Ordnung alles mit allem zusammenhängt. Dazu gehört auch die Gewissheit, dass jedes Individuum Teil des Universums ist und das Universum Teil des Individuums, dass also alles miteinander verbunden ist. Das Geistige, das Potential und das Manifestierte werden insgesamt als Realität anerkannt (siehe auch Kapitel 1, *Materielle Welt – feinstoffliche Welt*).

Etwas spezifischer, ayurvedisch-psychologisch gesehen, gehen wir davon aus, dass sich eine unveränderliche, stabile, kraftvolle, göttliche Seele aus dem Universum mit einem Körper zusammengetan hat, in dem sie für die Dauer eines irdischen Lebens zu Hause ist. Im Verlaufe dieses Lebens reift der Körper. Er wächst, verändert sich und rund um die Seele bauen sich im Verlaufe der Zeit die feinstofflichen Schichten auf, die sich aus der alltäglichen Begegnung mit dem Leben entwickeln und wachsen. Die Seele, das wahre Selbst, bleibt von all diesen Einflüssen selbst jedoch unberührt. Der Glaube an die unverletzbare Seele ist, von uns aus gesehen, Teil der Spiritualität, ebenso wie die Vorstellung, dass aus der liebevollen Begegnung mit dem wahren Selbst eine göttliche Kraft entspringt, welche grundsätzlich Stärkung, im Falle von Verzweiflung, Not oder Krankheit individuelle Harmonie und Heilung von innen bringt. Den Prozess bis zur Begegnung mit dem wahren Selbst können wir als spirituelles Wachstum bezeichnen.

Spirituelles Wachstum ist ein ständig andauernder, nicht immer ganz einfacher Prozess, in den jemand möglicherweise durch die Tradition hineinwachsen kann. Andere Menschen finden durch ein einschneidendes Lebensereignis, wie beispielsweise durch die Beziehung zu spirituellen Persönlichkeiten, durch einen Todesfall, eine Krankheit oder ein lebensbedrohendes Vorkommnis zur Spiritualität. Bei den meisten Menschen ist es jedoch so, dass sie zu einer Einsicht gelangen und sich im

Verlaufe des Lebens – aus welchen Gründen auch immer – mehr oder weniger bewusst dazu entschließen, den spirituellen Weg einzuschlagen. Der spirituelle Weg ist lang und für die meisten Menschen in diesem Leben nie abgeschlossen. Für wenige endet er mit der Erleuchtung (Moksha), dem Angekommensein beim wahren Selbst.

Spirituelles Wachstum geschieht dann, wenn eine bewusste Beschäftigung und Auseinandersetzung mit der Frage: „Wer bin ich wirklich, wer ist das, der ich ihn Wahrheit bin?" stattfindet.[19] Es ist eine nach Sinn und Bedeutung suchende Lebenseinstellung, die sich nicht nur auf die eigene Person beschränkt, sondern in der Einsicht des Einsseins mit allem auch die belebte und unbelebte Natur mit einbezieht.

Dabei vollzieht sich die allmähliche Ablösung vom äußerlichen „Ich" hin zum wahren Selbst, das als göttlicher Kern angesehen wird. Die Anhaftungen werden aufgelöst, damit der eigene wahre Kern ins Bewusstsein kommen und die Intelligenz der Natur (Buddhi) ihre volle Wirkung entfalten kann.

Eigenverantwortung und Entscheidung

Im Grunde genommen braucht es für den Anfang des spirituellen Wachstums eine Entscheidung, nämlich die Entscheidung, dass etwas Neues geschehen soll. Aufgrund einer mehr oder weniger bewussten Einsicht, die einen Entwicklungsschritt darstellt, kann dieser Beschluss erwachen. Das Neue ist, dass man entscheidet, dass fortan die starke automatisierte Außenausrichtung durch eine Lenkung des Bewusstseins nach innen ergänzt werden soll.

Die Steuerung des Bewusstseins durch das Außen ist für uns, wie wir bereits gesehen haben, zum Automatismus geworden, weil wir das schon von früher Kindheit an erlebt haben. Wir haben gelernt zu beobachten, was sich um uns herum abspielt und darauf adäquat zu reagieren, damit wir uns ungefährdet und erfolgreich im Leben bewegen konnten und können. Das hat sich auf Kosten der Innensicht eingespielt und automatisiert und aufgrund der allgemeinen Beschleunigung des Lebens und der Reizüberflutung noch verstärkt.

Automatismen sind unbewusste Soforthandlungen, Reaktionen, die durch Einübung entstanden oder schon reflexhaft vorhanden sind. Wirft man einem hungrigen Tier etwas zum Fressen hin, überlegt es nicht lange, ob es fressen soll oder nicht, sondern stürzt sich – sofern es nicht gerade gesättigt ist – reflexartig auf die Nahrung und verschlingt sie. Auch bei Menschen existieren solche Automatismen: Das Telefon klingelt und man nimmt reflexartig, ohne zu überlegen, ab; jemand bittet einen um einen Gefallen und man sagt „Ja", ohne dies zu hinterfragen; der Chef ruft und man rennt; man soll eine Aufgabe erledigen und erledigt sie selbstverständlich perfekt, auch wenn der Aufwand im Verhältnis zur Wichtigkeit der Aufgabe übertrieben ist, doch ein Perfektionist erfüllt die Aufgabe, wenn er sie schon macht, lieber gründlich.

Beim Automatismus geht der Reiz automatisch und kurzgeschlossen in eine Reaktion über. Das macht solche Reaktionen so schnell und effizient – ob sie allerdings intelligent und der Situation angemessen oder einfach egogefärbt sind, ist eine andere Frage.

Zwischen einem Reiz und einer Reaktion gibt es jedoch, wie bei der Atmung, einen Umkehrpunkt. Bei der Atmung ist es der Moment, bei dem die Einatmung in die Ausatmung

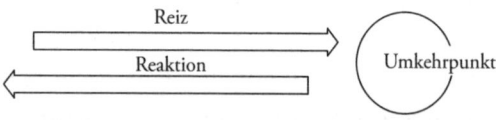

Abbildung 9: Das Reiz-Reaktions-Modell

überwechselt. Beim allgemeinen Reiz-Reaktions-Ablauf ist es die „Millisekunde", in der die Eingangsinformation in eine Ausgangsinformation umgewandelt wird.

Beim Automatismus haben wir im Umkehrpunkt einen Kurzschluss zwischen Reiz und Reaktion. Die Reaktion folgt dem Reiz ohne irgendeine Verzögerung. Die „Millisekunde" bleibt ungenutzt.

Wenn wir für uns selbst einmal überprüfen, wie oft wir an einem Tag automatisiert reagieren, werden wir erstaunt sein. Gerade heute, wo alles so schnell gehen muss und mehrere Dinge gleichzeitig erledigt werden müssen, sind automatisierte, unüberlegte Reaktionen nötig und an der Tagesordnung. Das ist weitgehend auch gut so, denn anders würden wir den anspruchsvollen Alltag gar nicht mehr meistern können, denken wir nur ans Autofahren in einer belebten Gegend und das gleichzeitige Reden mit einem Beifahrer.

Bei äußerem Handeln findet also dieser Automatismus andauernd statt. Einem Menschen, der gelernt hat, sein Bewusstsein zu steuern, sollte jedoch dieser Umkehrpunkt – die Millisekunde zwischen Reiz und Reaktion – bewusster werden. Ihm wird plötzlich klar, dass er die unglaubliche Chance eines winzig kleinen Zeitraums hat, in dem er mit freiem Willen entscheiden kann. Er kann den Reiz-Reaktions-Kurzschluss aufheben, um sich eigenverantwortlich, aus der Buddhi heraus, mit freiem Willen für eine bestimmte Reaktion zu entscheiden. Er fragt sich nicht nur, was gut ist für die Situation und den eigenen Status, sondern nimmt auch Rücksicht auf sich selbst: „Was tut mir gut? Was ist das Richtige für mich, welches ist das richtige Maß, das richtige Tempo?"

Im Grunde genommen ist das Bewusstsein, selbst entscheiden zu dürfen, ein ganz wesentliches Unterscheidungsmerkmal zwischen den meisten Tieren und dem Menschen. Wir nehmen also, wenn wir die Entscheidungsmöglichkeit bewusst wahrnehmen und nutzen, unser eigentliches Menschsein ernst und begeben uns auf den spirituellen Weg.

Stationen des spirituellen Wachstums

Spirituelles Wachstum beginnt, wie wir gesehen haben, mit der Lenkung des Bewusstseins weg von äußeren Reizen und hin zu den tieferen Schichten der Psyche. Damit und mit anderen spirituellen Elementen erreicht man mit der Zeit die Verminderung des Ego-Einflusses (Ahamkara) und dadurch wiederum die Stärkung der Stellung der Buddhi. Durch diesen verstärkten Kontakt zur übergeordneten Intelligenz entsteht ein tiefer innerer Friede, oftmals auch „Glückseligkeit" genannt. Diese innere Friedensatmosphäre erlaubt den Kontakt zum wahren Selbst, Jivatman. Aus diesem innersten Kern heraus können nun, wie wir später noch sehen werden, ungeahnte Kräfte zu fließen beginnen, die eine auflösende Wirkung auf blockierende Prägungen im Chitta haben. Auf diese Weise beginnt das Wachstum von innen (siehe Kapitel 6).

In der *Bhagavad Gita* heißt es dazu: „Alles spirituelle Wachstum beruht auf der Preisgabe von Anhaftungen und egoistischen Beweggründen" *(Bhagavad Gita 6.2)*[20].

Eine erste Voraussetzung, um ins spirituelle Wachstum hineinzukommen, ist die grundsätzliche Bereitschaft, die bisherige Außenorientierung zumindest zeitweise aufgeben und den Blick nach innen zu richten. Dieser Prozess vollzieht sich in sieben aufeinanderfolgenden Schritten.

Der erste Schritt: Die Entscheidung

Am Anfang des bewussten Beschreitens des spirituellen Weges steht also die Erkenntnis, dass das oben beschriebene, rein äußerliche Funktionieren oberflächlich, oftmals dumm und auf die Dauer ungesund und schädigend ist. Aufgrund dieser Einsicht kann sich jemand dafür entscheiden, spirituell wachsen zu wollen. Eine solche Erkenntnis und Entscheidung kann sich nur entwickeln, wenn jemand sich aus dem alltäglichen Hin- und Herkippen zwischen hektischem Engagement (Rajas) einerseits und trübem Hängen- und Sichgehenlassen (Tamas) andererseits befreit und mit klarem Blick anfängt, über sich selbst und seine Lebensweise kritisch nachzudenken (Sattva). Kann sich jemand aus diesem verhängnisvollen Kippen zwischen Rajas und Tamas befreien und sich die Zeit nehmen, in einer ruhigen Atmosphäre über sich und das Leben, über den Sinn des Daseins, über die eigenen Werte und Verhaltensweisen nachzudenken, kann sich die Erkenntnis einstellen, dass er ein ungesundes und im Grunde genommen unbefriedigendes Leben lebt und dass er daran etwas ändern möchte oder sogar muss.

Wenn diese Änderung nicht einfach nur äußerlich-kosmetischer Art sein soll, wie beispielsweise im Terminkalender mehr Zeit für Sport oder für die Familie einzuplanen, was durchaus auch Sinn machen kann, könnte sie das spirituelle Wachstum auslösen.

Im Abschnitt *Potential und Realisierung* (ab Seite 38) haben wir beschrieben, als Basis für spirituelles Wachstum sei die Einsicht nötig, dass neben der materiellen auch eine feinstoffliche Welt existiert und dass neben dem Beweisbaren auch Glauben einen Platz haben muss. Bliebe die Sicht rein materialistisch, wären tatsächlich nur die oben beschriebenen kosmetischen Problemlösungen das Ergebnis. Ist jedoch die Sicht differenzierter, bleibt es nicht bei der kosmetischen Lösung, die fürs Erste auch ihr Gutes hat, sondern es würde sich die Einsicht durchsetzen, dass möglicherweise Umwertungen und grundsätzlichere Veränderungen stattfinden sollten.

Der zweite Schritt: Die Selbstreflexion

Bei sorgfältigem, kritischem, jedoch nicht selbstzerstörerischem Nachdenken über sich selbst, über die eigene Situation und über die eigenen Werte kommen höchstwahrscheinlich Aspekte, wie beispielsweise tiefsitzende Prägungen und Ego-Anteile zum Vorschein, die genauer hinterfragt und mit Buddhi-Intelligenz bewertet werden müssen.

Die Buddhi-Intelligenz fragt: Tut mir das gut? Ist das gesund für mich? Was ist zu viel, was zu wenig? Was wäre für meine Gesundheit besser?

Wie eingangs erwähnt, stößt man bei einer gründlichen Selbstreflexion mit Sicherheit auch auf alte Prägungen im Chitta: grundlegende Werte, die bei der bisherigen Lebensgestaltung eine Rolle gespielt haben und spielen. Die Selbstreflexion befasst sich mit den Chancen und den Gefahren dieser Prägungen und mit der Frage, ob diese heute noch gültig und für die Zukunft sinnvoll sind.

Selbstreflexion ist eine regelrechte psychologische Knochenarbeit, die garantiert nicht in einer halben Stunde erledigt ist und für die es sicher wertvoll, wenn nicht sogar nötig sein kann, einige Stunden eine fachkundige Person, zum Beispiel einen Lebensberater, zur Seite zu haben, die genügend beraterische Qualitäten besitzt, um diesen Prozess differenziert zu begleiten.

Selbst die beste und sorgfältigste Selbstreflexion wird nie alle blockierenden Prägungen im Chitta identifizieren und bearbeiten können. Viele davon sind unbewusst und – weil sie so in der Tiefe liegen – auch sprachlich schwer zu formulieren; denn je näher wir in der menschlichen Psyche zum Zentrum vorstoßen, desto mehr bewegen wir uns im Unformulierbaren, im nur noch symbolisch Beschreibbaren. Wie Hans-Peter Dürr es einmal ausdrückte: „Hier helfen nur noch Gleichnisse".[21] Je näher wir der Seele kommen, desto mehr fehlt uns die Sprache. Je weiter wir uns von der Seele entfernen, desto besser können wir reden oder: Je besser und einfacher wir über etwas reden können, desto weiter sind wir von unserem wahren Selbst entfernt.

Der dritte Schritt: Die Achtsamkeit

Beim nächsten Schritt des spirituellen Wachstums geht es darum, die Welt und das eigene Handeln bewusster wahrzunehmen. Wir sprechen von Achtsamkeit, wenn wir eine sorgfältige, auf das „Hier und Jetzt" bezogene Aufmerksamkeit meinen. Es geht dabei um eine neugierige, offene, nicht wertende und erfahrungsbezogene Haltung in Bezug auf die aktuelle Realität.

Es ist erstaunlich, wie oft Menschen ihr Bewusstsein in die Vergangenheit oder in die Zukunft schicken (siehe Abschnitt *Beispiel einer ayurvedisch-psychologischen Beratung im Überblick*, ab Seite 31) und dabei unachtsam mit der Gegenwart umgehen. Achtsamkeitsschulung bedeutet einerseits, dass man sich angewöhnt, das „Hier und Jetzt", die aktuellen Gegebenheiten bewusst wahrzunehmen. Andererseits sollte die Gewohnheit entstehen, die eigenen Handlungen bewusst zu vollziehen. Dazu gehört beispielsweise, Gegenstände bewusst aufzubewahren und nicht zu verlegen, die Tätigkeiten des Alltags aufmerksam auszuführen und nicht unsorgfältig oder gedankenlos zu sein. Nicht zuletzt sollte die Sprache, die nach ayurvedisch-psychologischer Sicht ein Handlungsorgan darstellt, bewusst und sorgfältig eingesetzt werden.

Natürlich darf Achtsamkeit nicht die Spontaneität ausschließen. Sehr oft wird in der Realität spontanes, schnelles Handeln verlangt und manchmal ist es auch ganz schön, wenn Menschen spontan reagieren und handeln, ohne lange zu überlegen. Unsere Forderung nach Achtsamkeit soll als Korrektiv verstanden werden, als Aufforderung, eine größere Aufmerksamkeit für die eigenen Gedanken, Handlungen, Reaktionen von anderen und die Außenwelt zur Gewohnheit werden zu lassen.

Damit wir die Welt wirklich achtsam wahrnehmen und unsere Handlungen mit der nötigen Aufmerksamkeit ausführen können, müssen wir unsere Lebensweise entschleunigen; denn bei dem Tempo, das wir in der Regel anschlagen, gehen Feinheiten und viele Aspekte einer differenzierten Wahrnehmung verloren. Zudem erweist sich auch unser breites Wissensspektrum als Achtsamkeitsfalle: Je mehr wir wissen, desto weniger müssen wir genau hinschauen – wir wissen es ja oder meinen zumindest, es zu wissen.

Beispiele:
1. Was geschieht, wenn ein Baum im Herbst die Blätter loslässt? Sie fallen zu Boden. Das wissen wir, also brauchen wir es nicht genau zu beobachten. Die genaue Beobachtung zeigt jedoch, dass die verfärbten Blätter je nach Wind in wiegenden Bewegungen herunterschweben, um schließlich ganz sanft auf dem Boden, wo schon ganz viele Blätter liegen, aufzusetzen. Oftmals kann auch ein Luftkisseneffekt beobachtet werden, bei dem das Blatt eine kurze Strecke über den Boden gleitet, bis es zur Ruhe kommt. Sind die Blätter nass, dann sind sie schwerer und fallen schneller, als wenn sie trocken sind.
2. Viele Menschen, die lange zusammenleben, wissen langsam, wie der Partner „tickt". Oftmals braucht der andere gar nicht mehr viel zu sagen und wir „wissen" schon, was er meint. Wir verlieren die Achtsamkeit für den Menschen, mit dem wir zusammenleben, oder anders gesagt, wir leben nicht mehr jeden Augenblick neu mit unserem Partner zusammen. Das ist mit ein Grund dafür, weshalb sich Partnerschaften so oft totlaufen.

Der vierte Schritt: Die Gedankenbeobachtung

Ist das hinlänglich bekannte, zu 50 Prozent gefüllte Glas halb voll oder halb leer? Denken wir in Möglichkeiten oder Einschränkungen? Sehen wir grundsätzlich das Positive oder das Negative, Hindernisse oder Möglichkeiten? Sprechen wir über erfreuliche Dinge oder ärgern wir uns andauernd über irgendetwas?

Jeder Mensch hat seine Denkgewohnheiten, die letztlich von seinen Chitta-Prägungen gesteuert werden. Zusätzlich wird das Denken und das daraus entspringende Sprechen von den Menschen beeinflusst, mit denen wir uns umgeben. Tatsache ist, dass negatives, einschränkendes Denken und das Sprechen über unerfreuliche Themen unser spirituelles Wachstum hemmt oder dieses sogar blockiert.

Deshalb sollten wir es uns zur Gewohnheit machen, unsere Denkweise und die Sprache zu beobachten, damit wir feststellen können, mit welchen Gedanken wir uns hemmen oder blockieren, und damit wir entscheiden können, ob wir so weitermachen wollen oder eine gegenwartsbezogene, positivere und konstruktivere Sichtweise einzunehmen. Auch hier ist wieder der Gedanke an das „Hier und Jetzt" wertvoll. Der aktuelle Moment ist kostbar, weil er die Chance beinhaltet, etwas zu unternehmen. In der *Bhagavad Gita* heißt es dazu in Vers 2.47: „Nur in der Gegenwart kannst du wirklich etwas vollbringen."

Zusätzlich ist es für das spirituelle Wachstum förderlich, wenn wir uns mit möglichst positiv denkenden und redenden Menschen umgeben.

Der fünfte Schritt: Die engagierte Gelassenheit

Gelassenheit ist die Fähigkeit, eine unvoreingenommene Haltung und innere Ruhe zu bewahren, was vor allem in emotional bewegenden Situationen schwierig werden kann. Wir dürfen jedoch nicht den Fehler begehen, Gelassenheit mit Gleichgültigkeit und Emotionslosigkeit gleichzusetzen. Deshalb sprechen wir gerne von „engagierter Gelassenheit". Im Unterschied zur Gleichgültigkeit fühle ich mich durch das, was eben geschieht, angesprochen, ohne gleich nervös und aufgeregt zu werden und kopflos zu handeln. Selbstverständlich darf ich mich als engagiert-gelassener Mensch freuen, mich ärgern, traurig werden, mich begeistern lassen. Ayurvedisch-psychologisch gesprochen heißt das, dass ich durch ein Geschehnis nicht gleich rajasig werde, sondern im sattvigen Zustand verweilen und dadurch zur überlegten Erkenntnis und Entscheidung kommen kann, welches Handeln für den Moment das beste ist oder ob Nichthandeln angezeigt ist.

Ein engagiert-gelassener Mensch unterscheidet direkt beeinflussbare Situationen von solchen, die außerhalb seines Einflussbereiches sind. Er setzt seine Kräfte dafür ein, in seinem Einflussbereich zu handeln oder gegebenenfalls seinen Wirkungsradius zu vergrößern. Er regt sich nicht über Dinge auf, die er ohnehin nicht beeinflussen kann. Es gibt immer wieder Dinge, auf die man keinen Einfluss hat, wie z. B. das Wetter, bereits gefällte Entscheidungen von Machthabern oder Todesfälle. Solche Situationen gilt es anzunehmen und das Beste daraus zu machen.

Eine liebende, vertrauensvolle und großzügige Einstellung zu sich selbst, anderen, der Welt und dem Leben ganz allgemein gegenüber ist der entscheidende Schlüssel für Gelassenheit. Carl R. Rogers hat mir dazu in einem Gespräch einmal gesagt: „Trust the life – trust the process", „Vertraue dem Leben – vertraue dem Prozess". Oder anders gesagt: Versuche nicht, alles zu kontrollieren, und verlasse dich auf die natürliche Entwicklung.

Der sechste Schritt: Spirituelle Praxis

Der spirituell wachsende Mensch merkt selbst, dass er das Bedürfnis hat, auf dem Weg zu bleiben, und da inneres Wachstum nie abgeschlossen ist, entsteht das Bedürfnis nach regelmäßiger spiritueller Praxis. Die wichtigsten Methoden dabei sind die Meditation, das konzentrierte Hören, innere Mitgehen und Singen von Mantras sowie der Körperdialog mit sich selbst, wie er in dem später folgenden Abschnitt *Selbstbeobachtung und Konzentration* (ab Seite 132) noch beschrieben wird. In diesem Buch werden wir auf diese spirituellen Methoden jedoch nicht näher eingehen, da bereits sehr viel Literatur darüber existiert. Wir beschränken uns hier auf einige kurze Sätze zu diesen spirituellen Praktiken.

Meditation wird in verschiedenen Grundlagenwerken der vedischen Philosophie, unter anderem in den *Upanishaden*[22] und in der *Bhagavad Gita*[23], als spirituelle Praxis zur Beruhigung des Geistes beschrieben, um sich aus dem Alltagsbewusstsein zu lösen und zur eigenen Mitte oder zum wahren Selbst zu finden. In der Meditation erleben wir das absichtslose Sein, was für uns nicht ganz einfach ist, weil wir dies nicht gelernt haben. Vielmehr haben wir gelernt, immer etwas zu tun, zu denken und zu reden. Zuerst muss die Erfahrung gemacht werden, den Wert des einfachen Seins zu schätzen.

Zudem lernen wir mit der Meditation, unser Bewusstsein nach dem eigenen Willen zu steuern, um damit – wenn wir das Bedürfnis danach haben – zum inneren Geist zu gelangen. Wir erleben und genießen die innere Ruhe und treten ganz unbewusst mit den tieferen Schichten der Psyche, letztlich mit dem wahren Selbst in Verbindung. Dies soll jedoch nicht der Zweck der Meditation sein. Die richtige spirituelle Meditation soll nicht mit einem bestimmten Ziel betrieben werden, sondern – wie schon beschrieben – in Absichtslosigkeit geschehen.

Ganz grundsätzlich üben wir mit der Meditation unsere Achtsamkeit und Konzentrationsfähigkeit. In unserer heutigen Sprache ausgedrückt, lernen und trainieren wir die Kunst der mentalen Steuerung.

Mantras sind Wortfolgen oder Silben, die wiederholt melodiös gesungen, gesprochen, geflüstert oder in Gedanken rezitiert werden. Sie dienen von der Melodie oder vom Rhythmus her der Harmonisierung des eigenen Schwingungsmusters und allgemein der Aktivierung mentaler und spiritueller Kräfte. Durch den Inhalt der Worte wird der Kontakt zu einer höheren Macht aufgenommen.

In den Veden wird der Klang in der Silbe OM als Urklang der Schöpfung beschrieben. Aus der Bewegung der Urenergie sind Schwingungen hervorgegangen, aus denen nach vedischer

Vorstellung das Universum entstand. Daraus können wir ableiten, dass Klang eine unglaubliche Wirkung haben kann. Jede Gottheit, jedes Lebewesen und jede Materie hat ihre eigene Klangschwingung (Urschwingung). Mithilfe der Mantras können wir mit diesen Schwingungen in Kontakt kommen und ihre Resonanz erfahren.

Mantras wirken auf vier Ebenen:

1. grobstofflich: auf die messbare Hörebene
2. feinstofflich: energetisch, mental
3. feinstofflich: karmisch, kausal die Gunas beeinflussend
4. feinstofflich: spirituell, sich dem wahren Selbst (Jivatman) annähernd

In den verschiedensten Kulturen und Religionen, also nicht nur in der vedischen oder yogischen Tradition, werden bestimmte Wortfolgen, rhythmischer Singsang und Gebetfolgen zu demselben oder einem ähnlichen Zweck rezitiert.

Der siebte Schritt: Die Einsicht in die Interdependenz

Durch zunehmendes spirituelles Wachstum nähert sich das Bewusstsein immer mehr dem wahren und dem göttlichen Selbst, dem Jivatman, an. Damit wird der Mensch immer stärker seiner Einheit mit dem Universum, der Verbundenheit von allem mit allem gewahr. Auf diese Weise wachsen das Erlebnis und die Wahrnehmung des Einsseins mit allen und allem und damit die Einsicht in die Interdependenz, die gegenseitigen Abhängigkeit. Diese tiefe Einsicht und Überzeugung, die weit über das verstandesmäßige Erfassen dieser Tatsache hinausgeht, bildet einen wichtigen Wachstumsschritt, der große Konsequenzen hat:

· Mitverantwortlichkeit und Engagement
· Das begrenzte Denken wird durch eine globale Sicht abgelöst
· Konkurrenzierendes Verhalten wird durch ein Miteinander ersetzt

Grob gesehen verläuft die soziale und auch die mentale Entwicklung des Menschen im Verlaufe seines Lebens aus der Abhängigkeit in die Unabhängigkeit. Im Mutterleib besteht eine symbiotische Verbindung und eine reale Abhängigkeit, die bei der Abnabelung zum ersten Mal gelöst wird. Allerdings bleibt die Abhängigkeit trotzdem erhalten, weil das Neugeborene ja noch einige Zeit auf die Pflege angewiesen ist. Dies bedeutet, dass die ersten prägenden Erlebnisse eines Menschen Erfahrungen der Abhängigkeit sind, die bis weit in die Jugendzeit und letztlich auch noch darüber hinaus reichen, da wir im Leben immer wieder in Situationen der Abhängigkeit hineingeraten.

Ganz allmählich lernt das Kind dann, die Abhängigkeit, die Dependenz, durch die Unabhängigkeit, die Independenz, abzulösen. Es spürt die Lust der Freiheit, sehnt sich immer mehr darnach, bis es sich in der Pubertät – wenn nötig mit Nachdruck und Gewalt – die vermeintliche Unabhängigkeit verschafft. Nur „vermeintlich" ist die Independenz deshalb, weil es zwar äußerlich als Freiheit erscheint, sich innerlich aber durch ein Festhaltenwollen, also durch Anhaftung manifestiert. Die Befreiung aus der Abhängigkeit kann äußerlich zwar mehr oder weniger gut gelingen, ob sie jedoch innerlich stattfindet, ist höchst fraglich, denn die innere Freiheit würde darin bestehen, das anhaftende Ego abzubauen.

Die Entwicklung ist jedoch mit der Independenz noch nicht abgeschlossen, denn es gibt noch eine dritte Stufe: die Auflösung der Illusion (Maya) der Unabhängigkeit und die Einsicht in die Interdependenz, die gegenseitige Abhängigkeit.

Abhängigkeit, Unabhängigkeit und gegenseitige Abhängigkeit sind in der Regel keine objektiv gegebenen Zustandsformen. Es geht also nicht um die Frage, ob ich abhängig, unabhängig oder gegenseitig abhängig bin, sondern immer nur darum, wie ich mich fühle. Fühle ich mich als Opfer, unselbstständig und ausgeliefert? Fühle ich mich frei, entscheidungsfähig und eigenständig? Oder fühle ich mich mit den anderen und der Welt verbunden, fühle ich mich eingebunden und mitverantwortlich? Das Wissen um die gegenseitige Abhängigkeit hat im Grunde genommen jeder. Wir wissen beispielsweise alle, dass wir mit der Natur in einer Interdependenz stehen. Dieses Wissen hat jedoch kaum Einfluss auf unser Verhalten. Das rein intellektuelle Wissen reicht in diesem Zusammenhang eben nicht aus. Die Information muss die Stufe der Einsicht und der Prägung erreichen oder anders gesagt: Es muss im spirituellen Wachstum alle Koshas durchdringen, bis es als Selbstverständlichkeit, gewissermaßen in jeder Zelle in uns seinen Platz gefunden hat.

Bei einem Menschen mit tiefer Einsicht in die Interdependenz, der sein Denken und Handeln auf Kooperation und Synergie ausrichtet, kann sich dennoch leicht ein Störenfried einmischen: Stress. Wir wissen und beobachten immer wieder, dass der Mensch, wenn er unter Druck kommt, auf einen früheren Entwicklungsstand zurückfällt, in diesem Kontext auf die Stufe der Independenz und sogar der Dependenz.

Beispiele:
1. Ein Kleinkind, das bereits trocken war, beginnt wieder in die Hose zu machen, wenn das kleinere Geschwisterchen auf die Welt kommt, weil es dieses als Konkurrenz empfindet.
2. Ein Chef brüllt herum wie ein quengelnder Fünfjähriger, wenn etwas nicht so läuft, wie er sich das vorstellt.
3. Ein Kranker schätzt mütterliche Zuwendung, die er als Gesunder eher hasste und zurückwies.

Ein interdependent denkender und handelnder Mensch kann unter Stress leicht in autoritäres, egozentrisches Verhalten und, wenn der Stress anhält, auf die Stufe der Abhängigkeit zurückfallen. Auf dieser Stufe angelangt, macht er andere verantwortlich und fühlt sich als Opfer von anderen oder der Umstände, für die er scheinbar nichts kann.

Die nachfolgende Abbildung zeigt diese Zusammenhänge auf:

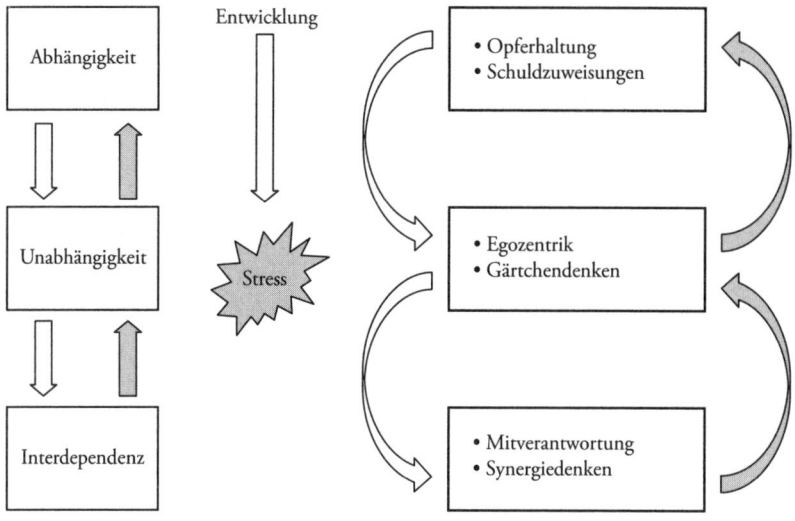

Abbildung 10: Die Regression bei Stress

Durch zunehmendes spirituelles Wachstum verfestigt sich die Einsicht der Interdependenz, damit auch das entsprechende Denken und Verhalten, sodass man auch unter Druck weniger schnell auf frühere Entwicklungsstadien zurückfällt.

Die Steuerung des Bewusstseins

Wie wir in den letzten Abschnitten aus verschiedensten Blickwinkeln beschrieben haben, ist das Bewusstsein der meisten heutigen Menschen von außen gelenkt. Das passive wahre Selbst sowieso, aber auch die eigenen Werte, welche Stabilität und Orientierung verleihen, ebenso wie die Instanzen, welche uns intelligent beurteilen und entscheiden lassen, haben die Tendenz, unbeachtet im Hintergrund zu bleiben.

Wir können die Chance zum persönlichen Wachstum ergreifen, wenn wir uns darauf besinnen, dass wir einen wertvollen inneren Schatz besitzen und den natürlichen Kontakt zur übergeordneten kosmischen Intelligenz herstellen können. Es geht lediglich darum zu lernen, das eigene Bewusstsein selbst in de Hand zu nehmen und es nicht nach außen zu „verkaufen". In dem Buch *Ayurvedische Psychologie* heißt es dazu: „Das Bewusstwerden der ureigensten Werte und Bedürfnisse setzt die Energie frei, die beim reinen Erfüllen der äußeren Anforderungen teilweise blockiert war. Es geht jedoch dabei keinesfalls darum, ungeachtet der äußeren Realität in Zukunft nur noch nach den eigenen innersten Bedürfnissen und Werten zu leben. Vielmehr müssen wir lernen, auf uns selbst zu hören, uns der eigenen Werte und den eigenen Bedürfnissen bewusst zu sein, damit in der Konfrontation mit den Anforderungen der Außenwelt das eigene ‚Ich' nicht untergeht und ein ‚Wörtchen mitreden kann'. Es geht um eine ausgeglichene Balance zwischen Anpassung und Selbstverwirklichung."[24]

Wir präzisieren hier die „ausgeglichene Balance", indem wir feststellen, dass es sich dabei um einen dynamischen Wert handelt und nicht um gleich viel von jedem. Es gibt Situationen, die mehr Anpassung verlangen als andere, und andererseits

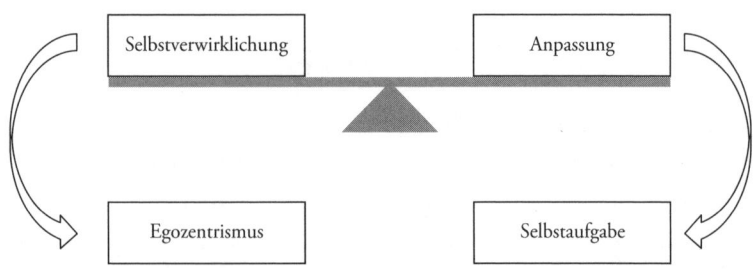

Abbildung 11: Die dynamische Balance
zwischen Selbstverwirklichung und Anpassung

gibt es Momente, in denen es richtig ist, wenn jemand ganz zu sich selbst steht. In allen Gegebenheiten, ob Anpassung oder Selbstverwirklichung, besteht die Kunst darin, den Gegenpol nicht aus den Augen zu verlieren, weil man sonst Gefahr läuft, egozentrisch zu werden oder sich selbst aufzugeben.

Wenn es uns gelingt das eigene Bewusstsein zu steuern, zum großen Teil selbst zu bestimmen, woran wir denken, was wir an uns herankommen und wovon wir uns beeinflussen lassen, wie stark wir uns anpassen oder selbst verwirklichen wollen, haben wir eine wichtige Voraussetzung dafür geschaffen, uns auf den Weg in Richtung inneres Wachstum zu machen.

Das Bewusstsein und damit die Aufmerksamkeit zu steuern gelingt am besten mit Meditation und mit bewussten, aufmerksam durchgeführten Atemtechniken, die im Yoga als *Pranayama* bezeichnet werden. Ebenso nützlich ist es, konzentriert Mantras zu hören oder selbst zu rezitieren und dabei die Wirkung auf die eigene Person genau zu beobachten. Das Sanskrit-Wort *Mantra* bedeutet „Instrument des Denkens".

Nun ist es nicht unbedingt jedermanns Sache, sich jeden Tag 20 Minuten hinzusetzen, zu meditieren, konzentriert Mantras zu rezitieren und Atemübungen zu machen, was natürlich die nachhaltigste Art und Weise wäre, spirituell zu wachsen und seinem wahren Selbst näherzukommen. Sehr wahrscheinlich braucht es einen „Anstupser", indem man mit einfacheren kurzen Übungen beginnt. Mit fortschreitender spiritueller Entwicklung wächst dann automatisch das Bedürfnis nach der klassischen Meditation, nach Atemübungen und nach dem Hören oder Rezitieren von Mantras.

Mit teilweise einfachen meditativen Übungen und mit Übungen der „mentalen Steuerung", wie wir sie in der ayurvedischen Psychologie, aber auch in der klassischen Sportpsychologie einsetzen, können erste kleine, jedoch nützliche Schritte zur Lenkung des Bewusstseins nach innen gemacht werden. Wir erzielen mit diesen Übungen bestimmte Effekte, wie beispielsweise im richtigen Moment eine gute Leistung zu erreichen. Was aber im Sinne des inneren Wachstums entscheidend ist, das ist die sensible Lenkung des Bewusstseins nach innen und die Verbesserung der Wahrnehmung von sich selbst.

Nachfolgend stellen wir einzelne, leicht zu erlernende meditative Übungen kurz vor. Dabei werden die Übungen nach vier unterschiedlichen Aspekten aufgeteilt:
· Selbstbeobachtung und Konzentration
· Entspannung
· Visualisierung
· Aktivierung

Die meisten der nachfolgenden Übungen sollten mit geschlossenen Augen durchgeführt werden. So wird es sicher einfacher sein, die Konzentration zu finden als mit offenen Augen, weil wir dadurch wenigstens die visuellen Eindrücke weitgehend ausschalten können.

Selbstbeobachtung und Konzentration

Zentrierung der Aufmerksamkeit: Ich richte die Aufmerksamkeit mit offenen oder geschlossenen Augen auf das Hier und Jetzt. Vergangenheit und Zukunft sind ausgeschaltet: Was ist jetzt gerade bei mir? Wie fühlt sich mein Körper an? Wie ist meine Grundstimmung? Welche gefühlsmäßigen Empfindungen habe ich?

Diese Übungen können gut nur sehr kurz (z. B. fünf Minuten) gemacht werden; richtigen Nutzen bringen sie dann, wenn man es fertigbringt, regelmäßig 15 bis 20 Minuten in sich hineinzufühlen.

Oszillieren der Aufmerksamkeit: Ich lenke meine Aufmerksamkeit auf mich im Hier und Jetzt (wie oben beschrieben). Nach ca. 30 Sekunden lenke ich Augen, Ohren, Nase, Mund, Hautsinn auf die Außenwelt: Was sehe, höre ich jetzt gerade, wie riecht es, welchen Geschmack nehme ich im Mund wahr und was spüre ich auf meiner Haut (kalt, warm, feucht oder trocken)? Nach weiteren 30 Sekunden gehe ich mit der Aufmerksamkeit wieder nach innen, dann wieder nach 30 Sekunden nach außen usw. und nehme jeweils die Veränderungen wahr, aber auch die Aspekte, die gleich geblieben sind.

Diese Übung stellt ein gutes „Lebenstraining" dar, indem ich mir angewöhne, mit wachen Sinnen wahrzunehmen, was außen vor sich geht, gleichzeitig aber auch ganz klar dessen Wirkung auf mich selbst.

Gedankenstopp: Ich gewöhne mir an, mein Denken zu beobachten, und nehme bewusst wahr, wenn „schlechte Gedanken", übertrieben kritisches Denken, Selbstkritik, Zweifel (auch Selbstzweifel) oder Katastrophenvorstellungen aufkommen. Sobald solche Gedanken aufkommen, blockiere ich diese, indem ich mir innerlich sage: STOPP!

Anschließend kann es hilfreich sein, bewusst zu überlegen, was das Gute am Schlechten ist.

Atembeobachtung: Ich verfolge konzentriert meinen Atem: Einatem – Umkehrpunkt – Ausatem. Ich beobachte zuerst ganz genau, wo der Atem in den Körper hereinkommt, wie er sich bewegt, wohin er gelangt, wie er sich jeweils anfühlt, wo er stoppt und in den Ausatem übergeht. Diesen Punkt nenne ich Umkehrpunkt. Bei diesem Punkt halte ich den Atem ganz kurz an, um genau zu hinzuschauen: Wo ist der Umkehrpunkt, wie fühlt er sich an? Dann geht die Konzentration wieder zur Atmung über, indem geschaut wird, wie die Luft den Körper verlässt, der neue Atemzug hereinkommt ...

Kleiner Körperdialog: Ich konzentriere mich sitzend oder liegend auf eine bestimmte Körperstelle (z. B. eine meiner sensiblen Problemstellen) und schaue diese Stelle innerlich einige Minuten lang ganz genau an: Wie fühlt sie sich an? Groß – klein, hart – weich, warm – kalt, eckig – rund, fest – flüssig ...? Wenn ich diese Stelle ganz genau wahrnehme, ergibt sich aus der Wahrnehmung möglicherweise ein Bild, eine Konkretisierung. Eine Konkretisierung besteht immer aus einem Gegenstand, auch wenn es ein Phantasiegegenstand ist, und aus einem Adjektiv, einer präzisierenden Zuschreibung wie: „Es fühlt sich an wie ein kalter Tennisball", oder „... wie ein glitschiger Fisch". „Es kommt mir vor wie ein warmes Feld", oder: „Ich stelle es mir vor wie einen schwarzen Schieber in einem Kamin."

Zum Schluss frage ich: Was sagt mir dieses Bild für meine jetzige Situation? Hier ist es wichtig, dass nicht zu stark nachgedacht und interpretiert wird, sondern dass im inneren Dialog, in einem Interview mit diesem Bild eine Botschaft des Körpers entsteht. Ich rede innerlich mit dem Bild und frage es: „Wieso bist du da?", „Wieso gerade jetzt?", „Warum bist du ausgerechnet (beispielsweise) rot?" Ich warte jeweils auf eine Antwort, gehe auf diese Antwort ein und frage schließlich: „Was willst du mir sagen?" Die Botschaften können kommen, aber es darf auch sein, dass nichts kommt, denn das Nachdenken und Interpretieren kann zu unzutreffenden, kurzschlüssigen und wenig nützlichen Informationen führen.

Passt die Botschaft zur jetzigen Situation, verändert sich das Körpergefühl in einer angenehmen Weise; passt die Botschaft nicht, verändert sich das Körpergefühl nicht oder wird unangenehmer.

(Eine genauere Beschreibung des Körperdialogs findet sich in meinem Buch *Ayurvedische Psychologie*.)

Entspannung

Gewicht abgeben: Ich setze mich aufgerichtet auf einen Stuhl oder auf ein Meditationskissen, schließe die Augen, verfolge mein Einatmen, meinen Atemumkehrpunkt und mein Ausatmen für ein bis zwei Minuten. Dann richte ich meine Konzentration auf die Berührungspunkte meines Körpers mit der

Unterlage (Stuhl oder Meditationskissen), spüre genau hin, wie sich diese Punkte anfühlen, und stelle mir vor, dass ich nach und nach mein ganzes Gewicht in die Unterlage abgebe. Immer mehr Gewicht fließt in die Unterlage hinein und auch mein Atem geht dorthin. Ich genieße diesen Zustand zwei bis drei Minuten, bevor ich mit meiner Aufmerksamkeit wieder zum Atem zurückkehre und nach einigen Atemzügen beim Ausatmen meine Augen wieder öffne und in die Welt zurückkehre.

Diese Übung eignet sich auch hervorragend als Einschlafübung, indem ich mein ganzes Gewicht in die Matratze abgebe.

Wie bei allen Atemübungen sollte unserer Meinung nach auch hier nicht gezählt oder auf die Uhr geschaut werden, denn dies führt schnell zu Leistungsdruck und damit zu Verspannungen. Zudem lenkt es die Konzentration von der feinfühligen Innenschau ab.

Progressive Muskelentspannung nach Edmund Jacobson: Durch aufmerksame und bewusste An- und Entspannung bestimmter Muskelgruppen erreiche ich den Zustand tiefer Entspannung des ganzen Körpers.

Am besten lege ich mich dazu auf eine Matte auf den Boden. Die Übung kann aber auch auf einem Stuhl oder im Bett gemacht werden. Ich beginne bei meinen Zehen, gehe Schritt für Schritt zu allen Muskelgruppen meines Körpers (Füße, Waden, Oberschenkel, Gesäß, unterer Rücken, oberer Rücken, Bauch, Brust, Schultern, Finger, Hände, Unterarme, Oberarme, Nacken, vorderer Hals, Kiefer, Hinterkopf, Stirn, Wangen) und mache immer dieselbe Übung: Ich spanne die entsprechende einzelne Muskelgruppe an, halte die Spannung kurze Zeit, löse sie, gehe bewusst in die Entspannung und spüre ganz genau nach.

Wenn wenig Zeit zur Verfügung steht oder wenn man sich nicht so lange konzentrieren kann, reicht es auch aus, wenn man nur ein paar Muskelpartien so behandelt, z. B. Gesäß, Bauch, Schultern und Nacken.

Blitzentspannung: Ich stehe oder sitze auf einem Stuhl, schließe die Augen, richte meine Wahrnehmung auf mich und meine Befindlichkeit. Nach einigen Sekunden stelle ich mir vor, ich sei eine Marionette, bei der plötzlich die Fäden durchgeschnitten werden. Selbstverständlich bleibe ich dabei stehen oder sitzen und falle nicht gleich auf den Boden. Die Vorstellung der abgeschnittenen Marionettenfäden führt jedoch zu einer blitzartigen schönen Entspannung.

Entspannungsatmung: Ich konzentriere mich auf das langsame Ausatmen und überlasse das kürzere Einatmen dem Automatismus.

Diese Übung kann auch mit offenen Augen gemacht werden und bewährt sich beispielsweise vor einem Vortrag, um die Anspannung und Nervosität etwas abzubauen.

Visualisierung

Generell sind Visualisierungen mentale Übungen, bei denen bestimmte Vorstellungsbilder, vorgestellte oder konkret erlebte Situationen hervorgerufen werden. Dadurch versetzt sich der Übende in einen stimmungsmäßigen Zustand, der zum Vorstellungsbild passt oder den er hatte, als er sich in der erinnerten Situation befand. Mit solchen Übungen können auch physische Reaktionen erzielt werden, wie beispielsweise die Erhöhung von Abwehrkräften, Wärme- oder Gewichtsempfindungen oder die Reduktion von Stress.

Allgemeine Übungseinstimmung: Ich setze mich auf einen Stuhl, auf den Boden oder lege mich hin, schließe die Augen, verfolge meinen Atem, wie im vorangehenden Abschnitt *Entspannung* erklärt, und stelle mir, je nach Absicht und persönlicher Vorliebe, bildlich eine Situation vor.

Zur Beruhigung: Ich stelle mir vor, wie ich durch einen schönen Park spaziere und den Duft der blühenden Blumen rieche; ich gehe entlang des Meeres und höre das rhythmische Spiel der Wellen; ich sitze im angenehm kühlen Wald und höre das Rauschen der Blätter im Wind.

Für das erfolgreiche Bestehen von Prüfungen oder Erfolg im Sport oder im Geschäft: Ich rufe im entspannten Zustand, mit geschlossenen Augen ein konkretes, erfolgreiches oder angenehmes Erlebnis ab, das der bevorstehenden Prüfung oder der erfolgreich zu bewältigenden Situation möglichst stark gleicht, also z. B. meine letzte Prüfung, bei der ich erfolgreich war, oder mein letzter Wettkampf, bei dem ich Sieger wurde, oder meinen letzten Vortrag, bei dem ich so viel Lob bekam.

Ich rufe mir diese Situation bildlich, in jedem Detail in Erinnerung: Wann war das, wie sah der Ort damals aus, wer war anwesend, wie war ich gekleidet, wie fühlte ich mich damals?

Damit versetze ich mich mental in die „Siegerstimmung" und koste diese nochmals voll und ganz aus. Wenn ich so richtig in dieser Stimmung bin, mache ich eine bestimmte Handgeste (Mudra), also beispielsweise mit dem Daumen und Mittelfinger der linken Hand einen geschlossenen Ring.

Diese Übung wiederhole ich während mehrerer Tage vor dem herausfordernden Ereignis täglich fünfmal, sodass sich die Handgeste mit dem Erfolgsgefühl verbindet.

Im entsprechenden Moment, an dem nun der Erfolg gewünscht ist, reicht es aus, die Handgeste für sich zu machen; mit hoher Wahrscheinlichkeit versetzt man sich damit automatisch in die Erfolg versprechende Stimmung.

Zur Stärkung der Immunabwehr: Ich stelle mir bildlich Bakterien oder Viren vor, die in meinen Blutbahnen zirkulieren. Nach einer Weile stelle ich mir vor, wie zerstörende Gebilde diese „Käferchen" angreifen und sie unschädlich machen (z. B. wie in Computerspielen die Fresser).

Im ayurvedischen Sinne wäre es auch angebracht, diese „Käferchen", anstatt sie zu zerstören, freundlich zu verabschieden und hinauszubegleiten. Genauso lernen wir aus ayurvedisch-psychologischer Sicht auch mit Krankheiten oder Störungen freundlich umzugehen, im Sinne von: „Du hast mich jetzt besucht, ich habe dich wahrgenommen, habe von dir gelernt und jetzt darfst du bitte auch wieder gehen."

Aktivierung

Bei Schläfrigkeit, Müdigkeit, Erschöpfung oder auch Demotivation kann es helfen, sich mental zu aktivieren.

Aktivierungsatmung: Ich atme konzentriert durch die Nase tief ein. Das Einatmen wird ganz bewusst und konzentriert verfolgt, dann halte ich den Atem kurz an und lasse die Ausatmung durch den Mund von alleine geschehen. Dies wird ein paarmal wiederholt.

Zur Vorstellung eines Resultats (besonders geeignet für eine Prüfungsvorbereitung): Ich schließe die Augen und konzentriere mich auf das Ende der ungeliebten Aufgabe: Wie wird es aussehen, wie wird es sich anfühlen, wenn die Aufgabe abgeschlossen ist?

Dabei ist ganz wichtig, sich nicht die mühsamen Anteile der Aufgabe vorzustellen, die Hindernisse, die möglichen Katastrophen oder die Zeitspanne, bis sie abgeschlossen ist, sondern den Moment, in dem die letzte Handlung beendet ist.

> Alle Geschöpfe sind zwar dem Anschein nach getrennt, aber wahrhaftig nur eines; alle Wesen gehen von der Gottheit aus und sind in der Gottheit vereint.
>
> *(Bhagavad Gita 13.30)*

6. Die Aktivierung der weiblichen Kraft Shakti

Im Titel dieses Buches werden Wachstum und Entwicklung mit der Urkraft Shakti und deren Erwachen in Verbindung gebracht. Was ist die Shakti? Wir können die Shakti als aktivierte weibliche Urkraft beschreiben.

In der hinduistischen Mythologie, in den Veden und auch in der ayurvedischen Psychologie werden „männlich" und „weiblich" nicht als widersprüchliche Gegensätze verstanden, sondern eher als Polaritäten, als Kräfte, die zwar in gegensätzliche Richtungen wirken, sich aber ergänzen können.

Die folgende Geschichte aus der hinduistischen Mythologie schildert, wie die Göttin Saraswati aus dem Gott Brahma geboren wurde. Sie zeigt einerseits das Erwachen der Shakti, so wie wir dies im nächsten Abschnitt *Wie Blockaden sich auflösen* noch näher beschreiben werden, und illustriert andererseits das Prinzip und die Wirkung der männlichen und der weiblichen Kraft im Symbol von männlicher und weiblicher Hälfte, die zusammengehören und eins sind:

> Der Gott Brahma hatte den Auftrag, die Schöpfung hervorzubringen. So ging er in eine tiefe Meditation, bei welcher sich dann sein Körper in eine männliche und eine weibliche Hälfte teilte. Die weibliche Hälfte war Saraswati.

Diese Geschichte legen wir so aus, dass schon die Rishis, die mythischen Weisen und Seher, denen der Legende nach die heiligen hinduistischen Texte, die Veden, offenbart wurden und von denen auch die ursprünglichen mythologischen Geschichten stammen, bereits vor 3000 bis 4000 Jahren erkannt hatten, dass in der Meditation die weiblichen Kräfte wach werden. Diese haben eine positive Wirkung auf innere Entwicklungsprozesse, auf die Auflösung von Blockierungen und unterstützen das weitere spirituelle Wachstum. Mit der praktischen Umsetzung dieses Wissens arbeitet auch die ayurvedische Psychologie.

Wie Blockaden sich auflösen

Je weiter das spirituelle Wachstum fortgeschritten ist, desto mehr und öfter kommt der Mensch in einen inneren, einen sattvigen Zustand, der in der vedischen Philosophie „Ananda" genannt wird. Die gängige Übersetzung von *Ananda* ist „Glückseligkeit". Dabei handelt es sich um einen Zustand jenseits der geistigen Begrenzung, der ein tiefes Glücksgefühl, harmonische Ausgeglichenheit und inneren Frieden umfasst.

Um in diesen Zustand zu kommen, muss jemand sein Ego weitgehend überwunden, die Anhaftungen losgelassen haben, frei sein von Not und Leiden. Dieser Zustand ermöglicht es uns, unserem inneren Wesenskern und damit letztlich unserer eigentlichen Göttlichkeit, dem Jivatman, näherzukommen.

Es wäre vermessen und weltfremd zu erwarten, dass jemand dauerhaft in diesem Modus des inneren Friedens verweilen kann. Die Kunst besteht darin, die Fähigkeit zu besitzen und die Disziplin aufzubringen, sich mittels regelmäßiger spiritueller Praxis in diesen Zustand hinein versetzen zu können. Dadurch wird die uns tief innewohnende weibliche Kraft Shakti aktiviert, die von innen heraus heilende Wirkung bringt. Diese besteht darin, dass die Shakti im Chitta, dem „Lagerhaus", in dem unsere vorwiegend unbewussten Prägungen verstaut sind, die blockierenden Prägungen auflöst, die uns am Wachstum hindern. Shakti, die Kraft der Liebe und des Friedens, welche im nächsten Abschnitt noch näher erklärt wird, wirkt aufweichend auf die Blockierungen, weil diese letztlich in der ruhigen, friedlichen und liebevollen Atmosphäre unnötig, ja überflüssig werden.

Zu sich selbst und damit in den inneren Frieden zu kommen bedeutet, in einem gewissen Sinne Abstand von äußeren Einflüssen zu bekommen. Dazu muss man aber nicht unbedingt in die Meditation gehen. Diese stellt in ihrer Vollendung zwar die völlige Abgrenzung von außen dar, was natürlich die beste Methode ist, in den Zustand von Ananda zu kommen, der die Shakti weckt. Doch auch im alltäglich wachen Bewusstseinszustand kann man, wenn man geübt ist und gelernt hat, nicht anhaftend zu sein, diesen Zustand durchaus zumindest teilweise bewahren, indem man sich nicht zu stark von den von außen wirkenden Einflüssen vereinnahmen lässt, immer auch die Selbstwahrnehmung beibehält und damit auch ein Stück Konzentration.

Durch regelmäßige Meditation, zusätzlich auch durch das Praktizieren von anderen spirituellen Methoden, wie beispielsweise das konzentrierte Hören von Mantras, das Praktizieren von Pranayama oder Yoga, kann jemand allmählich und immer besser diesen Zustand der Konzentration und des inneren Friedens erreichen, sodass dieser langsam aber sicher auch im Alltag zu einem treuen Begleiter werden kann.

Die Konzentration bewirkt ein Gefühl der inneren Befreiung und Lockerheit, die, wie wir im Abschnitt *Das Wachstumsprinzip „Konzentration – Expansion"* (ab Seite 100) gesehen haben, eine grundsätzliche Basis für die Expansion, das Wachstum darstellt.

Der Vorgang der Auflösung von Blockaden im Chitta läuft völlig im Verborgenen ab, denn einerseits sind die Blockaden meistens unbewusst und andererseits liegen sie so tief und so nahe bei der Seele, dass sie auch kaum in Worte gefasst werden könnten (siehe Abschnitt *Der zweite Schritt: Die Selbstreflexion*, ab Seite 119). Wenn die tiefen Blockierungen schon kaum in Sprache ausgedrückt werden können und trotzdem hemmend wirken, wie wollen wir dann sprachlich erklären, wie genau die auflösende Wirkung von Shakti sich gestaltet? Am Phänomen oder an der Wirkung selbst können wir jedoch beobachten, dass eine Auflösung behindernder Störenfriede stattgefunden hat.

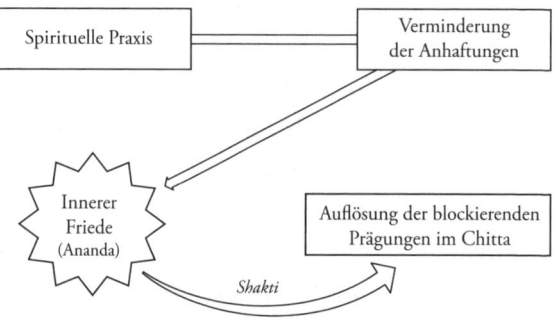

Abbildung 12: Die Aktivierung der Shakti

Der von innen kommende, annehmende, liebevolle und sanfte Zugang zum Feld der Prägungen im Chitta führt dazu, dass die hinderlichen Blockaden in einem anderen Licht erscheinen, dadurch verblassen und schließlich ihre Wirksamkeit verlieren. So entsteht nun die unbehinderte Möglichkeit der Realisierung von bisher schlummerndem Potential, die Chance zum Wachstum. Auf diese Weise kann der Mensch sich selbst und der Welt gegenüber öffnen, was ihm ermöglicht, nicht mehr nur kämpfen zu müssen, sondern sich und der Welt in Liebe, Vertrauen und Frieden zu begegnen.

Beispiel: Ein 38-jähriger Mann kommt in die Psychotherapie, weil er verzweifelt ist, oft von Kopfschmerzen geplagt wird, nicht mehr richtig schlafen und – in einem sehr verantwortungsvollen Beruf – nicht mehr konzentriert arbeiten kann. Er hat Angst, seine Stelle zu verlieren, wenn ihm Fehler unterlaufen. Zusätzlich sind in letzter Zeit immer mehr auch diffuse Ängste aufgetreten. Am meisten sorgt er sich um seine zwei Kinder, die seit der Trennung von seiner Ehefrau bei der Mutter leben und er den Eindruck hat, sie kümmere sich zu wenig um die Kinder. Mit seiner Frau hatte er schon seit Jahren ein schlechtes Verhältnis und viel Streit. Er selbst hat seit kurzem eine sehr liebe Freundin und von daher müsste es ihm eigentlich gut gehen.

Die momentane Lebenssituation bereitet ihm auch deshalb viel Kummer, weil sie ihn sehr viel Geld kostet. Zwischen ihm und seiner von ihm getrennt lebenden Frau läuft ein erbitterter Kampf um Sorgerechte, finanzielle Angelegenheiten und Besitzansprüche. Beide Parteien haben Anwälte eingeschaltet, die natürlich zusätzlich Geld kosten. Seit mehreren Monaten kämpft sich der Klient durch diese Situation und langsam aber sicher schwinden seine Kräfte. Zudem möchte er seine sehr verständnisvolle neue Freundin nicht dauernd mit seinen Sorgen belasten.

In der ayurvedisch-psychologischen Therapie, in der anfänglich viele Tränen fließen, welche die Verzweiflung des Mannes eindrücklich offenlegen, arbeiten wir neben dem selbst-explorativen Gespräch mit Entspannungsübungen, Pranayama (Atemtherapie) und vor allem mit Meditation. Zudem erhält der Klient auch eine CD mit Mantras zum regelmäßigen konzentrierten Hören.

Da der Klient aus finanziellen Gründen verständlicherweise möglichst wenige Therapiestunden machen möchte, bekommt er in gegenseitiger Abmachung Hausaufgaben: jeden Tag zehn Minuten Pranayama, zehn Minuten Meditation und zehn Minuten konzentriertes Mantra-Hören. Des Weiteren prüft er, ob er zusammen mit seiner Freundin Yoga machen möchte.

Schon rasch verspürt der Klient eine Beruhigung, etwas später mehr Gelassenheit in der Auseinandersetzung mit seiner Exfrau. Yoga ist, wie er sagt, nichts für ihn; dafür nimmt er sein Lauftraining, das er mit der Trennung von seiner Familie abgebrochen hatte, wieder auf und sagt, die frische Luft tue ihm gut.

Im Hinblick auf seine Kinder baut er mit zunehmender spiritueller Praxis mehr Vertrauen in ihre gesunde Entwicklung auf. Er hat sich offensichtlich von gewissen anhaftenden Vorstellungen gelöst. Auch seiner Exfrau gegenüber nimmt er eine weichere Haltung ein, was zu der erstaunlichen Entwicklung führt, dass sie, je weniger Druck er ausübt, umso kompromissbereiter und zuverlässiger wird. Sein Schlaf hat sich schnell merklich verbessert, sodass er die vom Arzt verordneten Schlafmittel absetzen kann. Die Kopfschmerzen haben nachgelassen.

Natürlich gibt es in seiner Situation immer noch viel zu verhandeln. Er wird auch kämpfen müssen, doch dies wird er mit einer weicheren inneren Haltung machen, als er es ohne seine innere Entwicklung gemacht hätte, und sicher kann er mehr bei sich und ruhiger bleiben.

Nach insgesamt sechs Stunden, innerhalb von vier Monaten, ist die ayurvedisch-psychologische Therapie abgeschlossen, denn der Klient hat eine hohe Compliance, d. h. er zeigt bei der regelmäßigen Durchführung von Pranayama, Meditation und im Mantra-Hören eine vorbildliche Zuverlässigkeit. (Dazu möchte ich anmerken, dass leider nicht alle ayurvedisch-psychologischen Beratungen und Therapien so schnell und erfolgreich verlaufen).

Spirituell zu wachsen heißt nicht, dass man Konfrontationen vermeiden und immer nachgeben muss. Man ist wachsam, durchschaut das Spiel mit sattvigem Blick, nimmt seinen Standpunkt ein und setzt sich für diesen ein, aber immer aus einer respektvollen, das Gute behütenden und lösungsorientierten Haltung heraus. Die Bereitschaft zum Loslassen und die wohlwollende Haltung, dass es bei der Lösung eines Problems allen Beteiligten möglichst gut gehen soll, muss spürbar sein – genauso spürbar wie auch die eigene Bereitschaft, für seine Anliegen zu kämpfen. Dies ist die Haltung, hinter der einerseits die weibliche Kraft „Shakti" steht und andererseits auch das hinlänglich bekannte Kämpfertum, die männliche Kraft, die wir hier „Shiva" nennen.

Männliche Kraft – weibliche Kraft

Wenn wir in diesem Kapitel von „weiblich" und „männlich" sprechen, wollen wir keine geschlechtsspezifischen Vorurteile zementieren, denn wir sind uns bewusst, dass die den beiden Geschlechtern zugeschriebenen Eigenschaften unter anderem ganz stark der soziokulturellen Sicht und dem soziokulturellen Wandel entspringen. Ebenso ist uns klar, dass eine Frau nicht einfach weibliche und ein Mann männliche Eigenschaften besitzt. Vielmehr kommen bei einer Frau oder bei einem Mann die beiden gegensätzlichen Kräfte, möglicherweise individuell in unterschiedlicher Stärke, zum Ausdruck.

Es handelt sich also um eine Frage der Dominanz und der situativen Gegebenheit: Welche Kräfte wirken bei welchen Männern und Frauen stärker, und in welchen Situationen sind welche Kräfte gefragt? So können Frauen stark von männlichen Kräften gelenkt werden, die gegenüber den weiblichen Kräften dominant sind, und umgekehrt können im Denken, Handeln und Sein von Männern die weiblichen Aspekte dominieren.

Der adäquate und erfolgreiche Umgang mit unterschiedlichen Situationen verlangt ein Vorgehen, das entweder stärker von männlichen oder mehr von weiblichen Kräften gelenkt wird. Oftmals wäre es jedoch interessant und auch Erfolg versprechend, ein einseitiges Vorgehen durch Aspekte der Gegenkräfte zu ergänzen.

Beispiel: In unserer westlichen Medizin wird die Behandlung von vielen Krankheiten vorwiegend durch männliche Kräfte bestimmt.

Schon die Sprache verrät es: Wir analysieren, denken linear-logisch in Ursache und Wirkung, kämpfen gegen Krankheiten, zerstören oder vernichten Erreger, beschießen Tumoren, zertrümmern Nieren- und Gallensteine, geben den Kampf nie auf, jemand verliert den Kampf gegen seine Krankheit, der Tod hat über die medizinische Kunst gesiegt oder wir haben die Krankheit besiegt. Zweifellos hat die westliche Medizin mit diesen kriegerischen „männlichen" Strategien unglaubliche Fortschritte und Erfolge erzielt. Es könnte jedoch sehr Erfolg versprechend sein, sich im selben Maße auch über den gleichzeitigen ergänzenden Einsatz von weiblichen Kräften Gedanken zu machen und diese in die Behandlung zu integrieren: die Krankheit genau anschauen, in die Konzentration gehen, die Krankheit annehmen, etwas von ihr lernen, die Kommunikation mit der Krankheit aufnehmen, sie wertschätzen und sie schließlich freundlich, aber bestimmt verabschieden.

Unsere heutige westliche Konkurrenzwelt ist im Wesentlichen männlich orientiert: Es geht darin um analytische Logik, Macht, Durchsetzung, Leistung, Kampf. Das färbt natürlich auf die in dieser Welt lebenden Menschen ab, auf Männer und Frauen, und so beobachten wir unabhängig vom Geschlecht, dass die gut angepassten, sogenannt erfolgreichen Menschen sehr einseitig männlich geprägt sind. Um in einer bestimmten Kultur erfolgreich sein zu können, muss man deren wesentliche Kulturmerkmale übernehmen. Mit zunehmender Gewöhnung an diese Werte bestimmen diese dann automatisch immer mehr die allgemeine Seins- und Denkweise der Menschen. In unserer Gesellschaft werden daher die weiblichen Kräfte durch die männlichen Kräfte überdeckt, bis sie gar nicht mehr wahrgenommen werden und schon gar nicht mehr ins Denken und Handeln miteinfließen.

Unsere Sicht von „weiblich" und „männlich" lässt sich so darstellen, dass es sich um Kräfte handelt, die in gegensätzliche

Richtungen wirken. Die Ausprägung der beiden Richtungen haben wir in der folgenden Tabelle zu umreißen versucht:

Die Eigenschaften von „weiblichen" Kräften	Die Eigenschaften von „männlichen" Kräften
intuitiv – ganzheitlich	linear – logisch – analytisch
weich	hart
freundlich	herausfordernd
natürlich	technisch
gefühlsbetont	rational
liebend, annehmend	kämpferisch, sich auseinandersetzend
Anmut	Kraft
warmherzig	abgrenzend
Genuss	Leistung
ausgleichend	polarisierend
familiär	konkurrenzierend
lebenserhaltend	zerstörerisch
kommunizierend	produzierend
auf das Sein bezogen	auf das Tun bezogen
vertrauensbildend	Macht, Druck
Angreifbarkeit zulassend	abwehrend
Verletzlichkeit zulassend	Stärke beweisend

Auch wenn diese Gegenüberstellung unvollständig sein mag, zeigt sie doch gut die gegensätzliche Ausrichtung der Kräfte auf, die wir jedoch in der ayurvedischen Psychologie ausdrücklich als ergänzend verstehen. Wenn wir nun schauen, welche Werte und Eigenschaften heute in unserer Gesellschaft dominieren, kommen wir auf einen eindeutigen Überhang des Männlichen. Es ist jedoch nicht so, dass die männlichen Eigenschaften schlechter oder besser wären als die weiblichen. In den meisten

Situationen ist der Kräfteausgleich jedoch gestört und dadurch müssen Problemlösungen und die Bewältigung von Situationen zwangsläufig zu einseitig und für die Komplexität des Problems zu einfach ausfallen. So schaffen wir durch die reduktionistische, logisch-analytische Lösung eines Problems sehr oft gleich wieder ein neues Problem.

Beispiele:
1. Unternehmen sind in der Krise, der Gewinn geht rasant zurück, also werden Mitarbeiter entlassen und Prozesse optimiert, wodurch man Geld sparen möchte. Es handelt sich hier um eine logische, scheinbar sogar gerechte Problemlösung, querbeet durch das ganze Unternehmen und oftmals ohne genaue Analyse. Wir lösen das Dringende und vernachlässigen das Wichtige, was sich früher oder später als neues Problem bemerkbar macht, beispielsweiser durch den Verlust an Know-how, der aufgrund der Entlassung von älteren Mitarbeitenden entstanden ist. Aus der vereinfachenden Problemlösung entwickelt sich das nächste Problem, dass der Kundendienst, die Qualität der Produkte oder Dienstleistungen zu leiden beginnen.
2. Ein Paar hat größere Probleme im Zusammenleben. Sie beschließen auseinanderzugehen – ein logischer Schritt. Das Problem ist scheinbar gelöst, aber haben die beiden genau hingeschaut, was alles schiefgelaufen ist, welchen Anteil die Frau dabei hatte, welche der Mann, haben sie nach konstruktiven Lösungen gesucht? Die Gefahr ist groß, dass sich in einer nächsten Beziehung wieder ähnliche Muster abspielen.
3. Ein Mitglied eines Projektteams fällt immer wieder dadurch auf, dass es ständig Opposition macht, wenig Lust auf Veränderungen hat und an allem herumnörgelt. Dieses Verhalten blockiert das Team und nach mehreren Aussprachen beschließt der Projektleiter, in Absprache mit den Vorgesetzten und der Personalabteilung, den Mitarbeiter freizustellen. Das ist die logische Konsequenz. Alle freuen sich nun, dass der „Hemmschuh" weg ist und dass

jetzt endlich frischer Wind ins blockierte Projekt kommt. Fakt ist jedoch, dass durch die ungebremste Dynamik plötzlich gravierende Fehler gemacht werden und dass das Projekt aufgrund dieser Fehler auch weiterhin nicht vorankommt.

Gelingt es uns, in hochkomplexen oder dynamisch hochkomplexen Situationen – und das sind alle Gegebenheiten, bei denen Menschen involviert sind – die weiblichen Kräfte zu mobilisieren und ins Spiel zu bringen, resultieren mit hoher Wahrscheinlichkeit differenziertere, Mehrwert generierende Problemlösungen. Natürlich sind diese viel weniger einfach zu erreichen, denn sie sind mit mehr Aufwand an Zeit, Kraft und der Forderung nach hoher Sozialkompetenz verbunden.

Auf diesem Wege wird nicht nach eindeutigen Ursachen oder Schuldigen gesucht. Die Verbundenheit mit der Situation und den anderen Menschen, die Einsicht der Interdependenz, die Mitverantwortlichkeit und die Erkenntnis, dass nach dem Synergieprinzip das Ganze mehr ist als die Summe seiner Teile, bestimmen eine Vorgehensweise, bei der versucht wird, die Zusammenhänge, die aktuellen Befindlichkeiten, die Bedürfnisse, Ängste und Werte der Mitbeteiligten zu verstehen und ernst zu nehmen.

Genz generell werden in einer angstfreien, friedlich-freundschaftlichen Atmosphäre unterschiedliche Sichtweisen und Werte nicht mehr als Bedrohung, sondern als Gelegenheit gesehen, um voneinander zu lernen und differenzierte Problemlösungen zu ermöglichen.

Shiva und Shakti

Das Zusammenspiel von männlichen und weiblichen Kräften wird uns in der vedischen Philosophie, in der hinduistischen Religion und im Tantra sehr eindrücklich vor Augen geführt. Die zahlreichen Götter und Göttinnen verkörpern in Indien nur bestimmte Aspekte von Brahman, dem höchsten Göttlichen, dem „Urgrund allen Seins", der allgegenwärtig, ohne Attribute und Eigenschaften und damit für die Menschen schwer fassbar ist. Viel konkreter und für die Menschen verständlicher sind Brahma, Vishnu und Shiva, die drei Hauptgötter (Trimurti), in denen sich die drei Manifestationen von Brahman verkörpern: das Erschaffen (Brahma), das Bewahren durch den Kampf gegen das Böse (Vishnu) und das Umwandeln oder Zerstören (Shiva). Das Erschaffen, das Sicheinsetzen und Kämpfen für den Erhalt und das Zerstören entsprechen – wenn wir die Kräfte-Tabelle aus dem vorigen Abschnitt *Männliche Kraft – weibliche Kraft* heranziehen – drei männlichen Eigenschaften.

Diese drei göttlichen Manifestationen können sich aus vedischer, tantrischer und hinduistischer Sicht jedoch nur dann verwirklichen, wenn jeder dieser drei Götter ein weibliches Wirkprinzip, eine Göttin, Shakti genannt, zur Seite hat. Dasselbe gilt umgekehrt auch für die Göttinnen, die ihr Potential nur im Zusammenspiel mit einem männlichen Wirkprinzip in die Manifestation bringen können. Die beiden göttlichen Wesen, das männliche und das weibliche, sind füreinander unentbehrlich. Nur in der Gemeinschaft können sie sich zur Wirkung bringen. So ist Brahma mit Saraswati (Weisheit) verbunden, Vishnu mit Lakshmi (Beschützerin der Lebewesen, Sinnbild für Glück, Schönheit, Reichtum, Harmonie) und Shiva mit Parvati (lebenspendende, lebenserhaltende Mutter, aber auch Zerstörerin in der Verkörperung als Durga oder Kali). Durch dieses Verbundensein erreichen die Götter und Göttinnen ihre unglaubliche Wirkung.

In der Eingangsgeschichte haben wir schon gehört, dass Saraswati aus Brahma geboren wird, indem dieser sich in tiefe Meditation versenkt. In seiner Meditation erwacht die weibliche Kraft (Saraswati) und Brahmas Körper teilt sich in eine männliche und eine weibliche Hälfte, die letztlich aber eins sind.

Übertragen auf die ayurvedisch-psychologische Lehre bedeutet dies, dass eine unglaubliche synergetische Wirkung erzielt werden kann, wenn sich in einem Menschen, aber auch in einem System, wie beispielsweise in einem Team oder einer Organisation, männliche Kräfte mit weiblichen verbinden. Wenn dagegen nur weibliche oder nur männliche Kräfte am Werk sind, bleibt aus ayurvedischer Sicht der Wirkungsgrad limitiert, wenn letztlich nicht sogar wirkungslos oder schädlich. Wenn wir also von persönlichem Wachstum sprechen und dabei mehr als nur intellektuellen Wissenszuwachs meinen, können wir eine aufregende Wachstumsreise antreten, indem wir mittels der spirituellen Entwicklung unsere weiblichen Kräfte, unsere persönliche Shakti entdecken und zur Wirkung bringen.

Sehr eindrücklich wird dies im Zusammenspiel von Shiva und Shakti in der tantrischen Philosophie dargestellt, die davon ausgeht, dass das ganze Universum von diesen beiden Kräften erschaffen wurde und durch deren perfektes Zusammenwirken erhalten wird. Die grundsätzliche Regel im Tantra lautet: Ohne Gegensätze gibt es keine Schöpfung. Gleichzeitig betont das Tantra allerdings die Einheit dieser beiden Prinzipien, die sich nur scheinbar gegenüberstehen, tatsächlich aber in jedem kreativen Akt vereinigt sind. Symbolisiert wird dies in der Figur des Ardhanarishvara („der Herr, der halb Frau ist"), der ineinander verschmelzenden Gestalt von Mann/Frau, bei der Parvati die linke Hälfte von Shiva und Shiva die rechte Hälfte von Parvati darstellt.

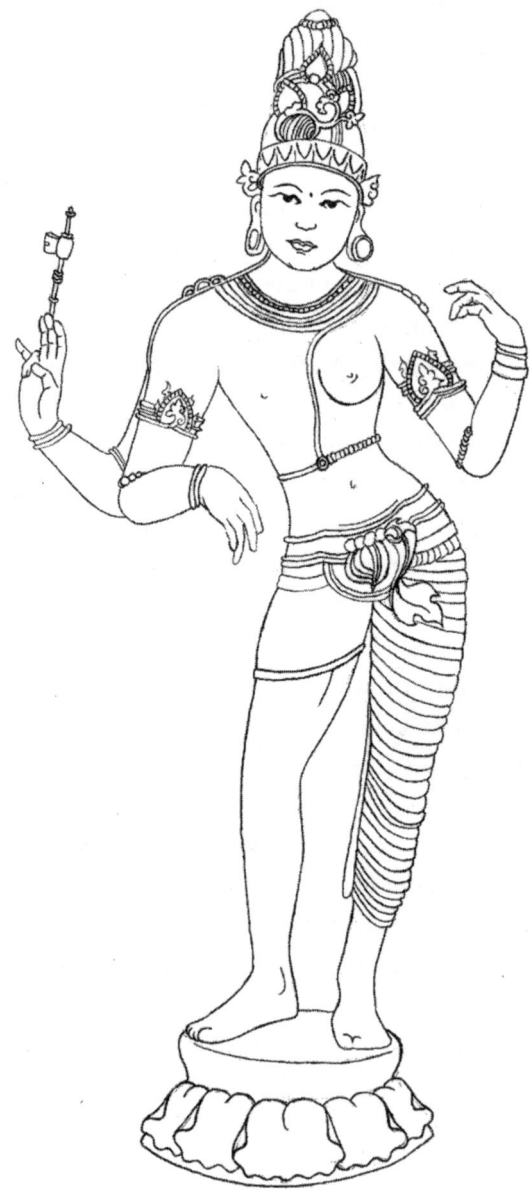

Abbildung 13: Ardhanarishvara

> So wie die Finsternis der Nacht verschwindet, wenn die Sonne aufgeht, wird auch die Finsternis der Unwissenheit und Verblendung aufgelöst, wenn du zur Erkenntnis deines wahren Selbst gelangst.
>
> *(Bhagavad Gita 5.16)*

7. Wachstum mit ayurvedisch-psychologischer Beratung

Wir beschränken uns an dieser Stelle in unseren Ausführungen darauf, nur einen Überblick über die ayurvedisch-psychologische Beratung und Therapie zu geben, da einerseits vieles bereits in dem Buch *Ayurvedische Psychologie*[25] beschrieben wurde und andererseits eine tiefgründige Behandlung dieser komplexen Thematik den Rahmen des vorliegenden Buches sprengen und letztlich ein eigenes Buch füllen würde. Trotzdem wollen wir den Wachstumsaspekt in der Beratung etwas näher ausleuchten.

Der Wachstumsgedanke ist wegweisend für die ayurvedisch-psychologische Beratung und Therapie. Menschen, bei denen durch ungünstige Lebensumstände, durch eine neurotische Entwicklung oder aus gesundheitlichen Gründen der natürliche Wachstumsdrang gebremst oder sogar gestoppt wird, fühlen sich unwohl. Es gibt ein Potential, das sich nicht realisieren kann, wodurch ein innerer Druck erzeugt wird, der sich letztlich in einer Krankheit manifestieren kann.

Der Ayurveda erklärt dies mit einem krankmachenden Ungleichgewicht der Doshas, den Bioenergien und anhand der Gunas, den Qualitäten des Geistes, die zu einer Blockierung führen können (siehe Abschnitt *Die feinstofflichen Daseinsqua-*

litäten (Gunas), ab Seite 78). Alle ayurvedischen Therapien sind insgesamt darauf angelegt, die innere Harmonie wiederherzustellen, damit wieder gesundes Wachstum stattfinden kann.

In der ayurvedisch-psychologischen Beratung treffen wir oft mit Klientinnen und Klienten zusammen, die nervös und unruhig sind, Konzentrations- und Schlafstörungen haben, die geplagt werden von körperlichen Symptomen, für welche die Ärzte keine Erklärung finden, Aggressionen und Ängste verspüren, unter einer gedrückten Stimmung und Motivationsverlust bis hin zu Burnout und Depressionen leiden.

Alle diese Störungen, die in der Regel Ursache für ein sehr negatives Selbstbild sind (siehe den Abschnitt *Weshalb psychische Störungen ein negatives Selbstbild produzieren,* ab Seite 158), können Ausdruck für ein gebremstes und blockiertes Wachstum und dieses seinerseits wieder Ursache für neue Blockierungen und deren Chronifizierung sein. All das führt letztlich zu einem inneren Wachstumsstillstand. In der ayurvedisch-psychologischen Beratung und Therapie unterstützen wir – wie die anderen ayurvedischen Therapien auch – die Rat suchenden Personen mit gezielten Mitteln darin, ihre innere Harmonie wiederherzustellen, aus der heraus dann wieder ungebremstes, natürliches Wachstum stattfinden kann.

Wir gehen dabei dreistufig vor:
1. Selbstexploration und Information
2. Harmonisierung und Energetisierung
3. Spirituelle Arbeit zur Auflösung von unbewussten Blockaden

Selbstexploration und Information

Auf der ersten ayurvedisch-psychologischen Beratungs- und Therapiestufe setzt sich der Klient im Gespräch mit der momentanen Situation auseinander. Mit echtem, einfühlsamem, wohlwollendem und wertschätzendem Verhalten, gezielten Fragen und zusammenfassenden Beobachtungen des Wahrgenommenen strebt der Berater zwei Ziele an: Zum einen soll zu einer kritischen Auseinandersetzung des Klienten mit sich selbst im „Hier und Jetzt" angeregt werden; zum anderen soll eine gewisse Struktur in die Situation der ratsuchenden Person gebracht werden.

Letztlich zielt die Selbsterforschung darauf ab, eine feinere Empfindung für die innerpsychischen Prozesse zu entwickeln. Konkret bedeutet dies, dass jemand lernt, die sanfteren inneren Impulse wahrzunehmen und nicht nur auf die lauten äußeren Reize und Verführungen zu reagieren. In die Sprache der ayurvedischen Psychologie übertragen, zielen wir darauf ab, dass der Klient spüren lernt, welche Impulse aus welcher psychischen Instanz kommen: ob es sich beispielsweise um Angstvermeidung und Lustsuche, eine automatisierte Reaktion aus der Ego-Manas-Schicht oder um die Meldung von Prägungen aus dem Chitta handelt oder ob die Buddhi Informationen aus der kosmischen Intelligenz sendet.

Unsere Klientinnen und Klienten sollen in der Regel feinfühligere Wahrnehmungen entwickeln, eine Reduktion der Ego-Anteile und den Abbau von Anhaftungen anstreben, um damit Raum zu schaffen für Meldungen aus der Buddhi. Wenn dies angebahnt ist, gehen wir daran, uns mit den Prägungen im Chitta zu befassen, um festzustellen, wie diese aussehen, was sie ermöglichen und was sie verhindern, denn Prägungen können wachstumsfördernd, aber auch wachstumshemmend oder sogar blockierend sein. Wie wir in der ayurvedisch-psychologischen Arbeit versuchen, diese Blockierungen aufzulösen, erklären wir in den folgenden Abschnitten.

Die Unterscheidung zwischen dem, was Lust macht, und dem, was guttut

Das Ziel der Selbstexploration besteht darin, dass der Klient lernt, sich selbst wieder besser wahrzunehmen und den feinstofflichen Kontakt zur übergeordneten natürlichen Intelligenz wiederherzustellen, die es ihm ermöglicht, zwischen nur vorübergehend Lust bringenden und nachhaltig gesunden Reizen zu unterscheiden. Voraussetzung dafür ist ein positives Selbstbild, das wir im nächsten Abschnitt beschreiben werden, denn solange jemand ein negatives Selbstbild hat, besteht ein tief reichender Widerstand, sich mit sich selbst zu befassen. Einerseits hält man sich bei einem negativen Selbstbild nicht für wert, sich mit sich selbst auseinanderzusetzen, und andererseits fehlt einem auch der Mut dafür, weil man ja fälschlicherweise Negatives befürchtet, das man lieber nicht genauer anschauen möchte.

Wie wir schon mehrfach betont haben, besteht das Elend der Menschen darin, dass sie durch die aufdringlichen Außenimpulse aller Art aus sich selbst herausgerissen werden: Sie sind im wahrsten Sinne des Wortes „außer sich". Zweitens besteht das Elend darin, dass der Mensch die Tendenz hat anzuhaften (siehe den Abschnitt *Potential und Realisierung*, ab Seite 38). Er klammert sich an tatsächlich oder vermeintlich Sicherheit gebende Gedanken und Verhaltensweisen, an Menschen, an Besitz oder Status. Er hält an Lust bringenden Gewohnheiten fest und vermeidet Angst machende Situationen und Handlungen, also jegliches Risiko.

Wer festhält, kann jedoch nicht wachsen, denn er will ja, dass möglichst alles so bleibt, wie es gerade ist.

Im Gespräch mit dem Therapeuten oder Berater sollten diese wachstumshemmenden Ansichten, Denk- und Verhaltensgewohnheiten bewusst gemacht und im Hinblick auf ihre Nützlichkeit infrage gestellt werden. Je mehr sich ein Klient mit sich selbst im „Hier und Jetzt" beschäftigt, je stärker er vom Berater in wohlwollender Art und Weise auf Anhaftungen aufmerksam gemacht wird, desto mehr lernt er sich selbst wieder besser wahrzunehmen. Damit wächst auch automatisch die Fähigkeit, Informationen aus der übergeordneten kosmischen Intelligenz zu empfangen. Vor allem die Unterscheidung zwischen dem, was Lust macht, und dem, was einem guttut, ist dabei von zentraler Bedeutung.

Viele Menschen verwechseln diese beiden Aspekte und rechtfertigen ihr Handeln mit der Feststellung, dass alles, was Lust macht, auch guttut, was sicher nur bedingt gültig ist. Die wahre Information darüber, was einem guttut, kommt aus der Buddhi, aus der natürlichen Intelligenz, die dann zur Wirkung kommen kann, wenn man sich einerseits die Zeit dazu lässt und andererseits die Anhaftungen des Ego abbaut, damit die Buddhi wieder Platz bekommt. Ist nämlich das Ego zu stark, geht man auf die Suche nach Lustbefriedigung.

Wir wollen die Lustbefriedigung hier keineswegs verdammen. Sie kann viel Freude und positive Lebensqualität bringen, auf Dauer jedoch auch ungesund und schädigend werden, weil die Befriedigung von Lust von vorübergehender Natur ist. Wesentlich für uns ist, dass jemand lernt, die innere Stimme der übergeordneten Intelligenz zu hören, zu verstehen und ernst zu nehmen, weil sie nachhaltiger wirkt. Damit verfügt er über die Mittel, die Impulse bewusst nach dem Gesundheitskriterium zu unterscheiden und zu entscheiden, ob er sich an die Lustbefriedigung halten oder dem Gesundheitsgedanken folgen soll.

Hat jemand diese Feinfühligkeit nicht, weil er vom Ego dominiert wird, erliegt er unbewusst und schnell einmal den aufdringlichen Lust verheißenden äußeren Reizen. Dieses Verhalten kann ebenso schnell in eine Gewohnheit und letztlich zur Sucht im weitesten Sinn führen.

Beispiel: Jemand isst gerne und genießt köstliche Speisen. Lässt er sich durch die fein duftenden und schön angerichteten Speisen verführen, isst er möglicherweise zu viel, vor allem dann, wenn ihm ein Nachschlag offeriert wird. Wiederholt sich diese Situation Tag für Tag, wird diese doppelte Portion zur Gewohnheit, was konsequenterweise zu Übergewicht führt.

Nun möchte dieser Mensch zwar abnehmen, merkt aber, wie schwer es ihm fällt, auf diese übermäßige, möglicherweise ungesunde Kost zu verzichten und seine Ernährung umzustellen. Hier hat sich in gewissem Sinne eine Esssucht eingestellt.

Um wirklich nachhaltig abnehmen und sich für eine gesündere Ernährung entscheiden zu können, müsste dieser Mensch lernen, rechtzeitig auf die Buddhi-Stimme der natürlichen Intelligenz zu hören, sie ernst zu nehmen, in die Praxis umzusetzen und nicht erst im Nachhinein ein schlechtes Gewissen an den Tag zu legen.

Weshalb psychische Störungen ein negatives Selbstbild produzieren

In der Regel hat der Mensch das Bedürfnis, vor sich selbst, aber auch vor anderen gut dazustehen. Dieses Bedürfnis kommt aus dem Ego (Ahamkara), das sich – immer im Vergleich zu anderen – einen möglichst komfortablen, erfolgreichen und angesehenen Platz im System schaffen will. Es möchte sich nach außen hin profilieren, sich darstellen und durchsetzen. Es identifiziert sich mit dem Besitz, will Angst machende Aspekte vermeiden und sucht Lustbefriedigung (siehe den Abschnitt *Die egogesteuerte Buddhi*, ab Seite 69).

Die Beurteilungskriterien sowohl für Reize, die von außen kommen, als auch diejenigen, die aus der eigenen Person entstehen, werden in der Regel aus dem Ego heraus grundsätzlich durch die beiden Impulse Angstvermeidung (Unlustvermeidung) und Lustgewinn beeinflusst: Was Lust bereitet, ist gut, was Angst macht, ist schlecht. Lust bereitet, wenn man erfolgreich ist, anderen gefällt, Besitz anhäuft, damit man sich keine Sorgen machen muss. Angst wird verursacht durch die bedrohliche Möglichkeit von Versagen oder Schmerz. Es bringt extreme Unlust mit sich, psychische Störungen zu haben, nervös und unruhig zu sein, Konzentrations- und Schlafstörungen zu haben, geplagt zu werden von körperlichen Symptomen, für welche die Ärzte keine Erklärung finden, Aggressionen und Ängste zu empfinden, gedrückter Stimmung zu sein, unter Motivationsverlust, einem Burnout oder einer Depression zu leiden, wie wir dies im letzten Abschnitt beschrieben haben. Am liebsten würde unser Ego das gar nicht sehen. Da derartige Zustände auf Dauer jedoch nicht ausgeblendet werden können, führen sie automatisch zu einer negativen, vom Ego geprägten Selbstbewertung. Das so entstandene negative Selbstbild bewirkt mit hoher Wahrscheinlichkeit kein Wachstum, sondern Rückzug, denn Wachstum wird auf diese Weise gebremst und blockiert.

> **Beispiel:** Jemand begegnet im betrieblichen Alltag lauter strahlenden Menschen, die dynamisch, attraktiv und gut drauf sind. Er selbst fühlt sich jedoch nicht gut, sondern „klein und hässlich": Die anstehenden Aufgaben wirken überfordernd und er hat viel zu viele „Baustellen" um die Ohren. Im Ego-Vergleich zu den lockeren Kolleginnen und Kollegen gerät er so in ein echtes Defizit, fühlt sich noch schlechter. Er würde sich am liebsten zurückziehen, um nicht mit dem eigenen schlechten Selbstbild konfrontiert zu werden, und da braucht es nur noch einen Strahlemann, der in mitleidigem Ton zu ihm sagt: „Du siehst heute aber schlecht aus ..."

Der Ego-Impuls, immer erfolgreich sein zu müssen, bewegt die Menschen mit der Zeit dazu, sich auf das zu beschränken oder zurückzuziehen, was sich in der Vergangenheit bewährt hat, und auf das, von dem man weiß, dass man es beherrscht. Neues zu wagen birgt das Risiko des Versagens. Ein negatives

Selbstbild, wie wir es eben beschrieben haben, verstärkt diese Rückzugstendenz noch zusätzlich, denn mit einem negativen Selbstbild traut man sich oft nicht einmal mehr das zu, was man früher einmal beherrscht hat.

Dies alles bewirkt, dass die Selbstexploration für viele Menschen nicht so einfach zu bewerkstelligen ist und einer sehr einfühlsamen und sorgfältigen Anleitung und Begleitung durch einen psychologisch ausgebildeten Berater bedarf. Nur so lernt jemand, diese überkritische und oft destruktive, vom Ego gesteuerte Bewertung loszulassen und sich selbst so anzunehmen, wie man gerade ist.

Die echte, intelligente Selbstbewertung, nämlich die Wertschätzung des wahren göttlichen Selbst und nicht die Bewertung über die eigene Leistung oder den persönlichen Status, kommt aus der Buddhi, die, wenn das übermächtige Ego abgebaut ist, wieder vermehrt zur Wirkung kommen kann (siehe den Abschnitt *Das Selbstwertgefühl*, ab Seite 85). Auf dieser Basis kann jemand sich dann selbst angstfrei anschauen, durchaus kritisch, aber nicht destruktiv beurteilen und den Zugang zu einem liebevolleren Umgang mit sich selbst und damit auch wieder zu seinem Wachstum finden.

Das Prinzip „Gib der Klientin, was sie braucht"

Viele Klientinnen und Klienten kommen in einem Zustand in die Beratung, den wir im Ayurveda als Vata-Überschuss bezeichnen. Vata ist die Bioenergie, die auf Einflüsse, wie z. B. Reize von außen oder von innen, am schnellsten reagiert, denn sie entspricht den Elementen Raum und Luft. Luft ist das beweglichste Element, das sich am schnellsten aus der Ruhe bringen lässt. Zu viel Vata macht sich unter anderem durch psychische Symptome wie Unsicherheit, Angst, Schwindel, Chaos im Kopf, Konzentrationsschwierigkeiten, aber auch durch körperliche Anzeichen bemerkbar.

Beispiele:
1. Sich ständig verändernde Strukturen und Prozesse im Unternehmen wirken sich auf die Mitarbeiter in Form von einem erhöhten Vata aus. Sie werden dadurch flexibler, kreativer, jedoch auch leichter verwirrt, manchmal orientierungslos und in ihrer Konzentrationsfähigkeit gestört. Oftmals können sie abends nach der Arbeit nicht mehr gut abschalten.
2. Jemand macht sich Sorgen um seine Gesundheit. Er zweifelt an seinem Gehirn, weil er das Gefühl hat, in letzter Zeit viel vergesslicher geworden zu sein, denkt an Alzheimer und beobachtet sich deswegen ganz genau. Je mehr er sich selbst beobachtet, desto mehr Fehler unterlaufen ihm. Die Selbstzweifel treiben sein Vata in die Höhe, was sich in Ängsten, Unsicherheit und Schlafstörungen äußert.

Diese beiden Beispiele zeigen auf, dass Reize von außen wie auch von innen eine Vataerhöhung bewirken können. Solche andauernden Vataerhöhungen führen Menschen mit der Zeit in Lebensschwierigkeiten, im günstigen Fall in die ayurvedisch-psychologische Beratung oder Therapie, damit der erhöhte Vatazustand durch gezielte Maßnahmen wieder reduziert werden kann.

Nach dem ayurvedischen Prinzip „Gib der Klientin, was sie braucht" ist es die Aufgabe des Beraters, den Klientinnen oder Klienten dabei zu helfen, wieder Boden unter den Füßen zu bekommen. Ayurvedisch gesehen braucht eine Person mit einem Vata-Überschuss das Gegenteil von Luft und Raum, also Erde und Struktur. Demnach bemüht sich der Berater gemeinsam mit den Klienten um Strukturierung, denn Struktur bringt Sicherheit und baut überschüssiges Vata ab. Dies geschieht dadurch, dass man im Gespräch beruhigt und immer wieder nachspürt: Was ist das Schlimmste, das Wichtigste, das Dringendste, was gehört zusammen und was nicht, was tut gut und was nicht?

„Erde" bekommen Klienten, wenn sie unter therapeutischer Anleitung in einer meditativen Übung den Boden oder den Stuhl unter dem Körper, unter den Füßen oder unter dem Gesäß ganz bewusst wahrnehmen, das Gewicht des Körpers mit Aufmerksamkeit abgeben und physisch erleben, wie der Boden oder der Stuhl sie trägt. So bekommen die Klienten in der Regel im Verlaufe einer Beratung ziemlich schnell wieder etwas Ruhe, Klarheit, Sicherheit und die Zuversicht, dass doch noch etwas zu erreichen ist. Das bringt vorerst einmal Übersicht und Erleichterung.

Auch im weiteren Verlauf einer Beratung oder Therapie kann es immer wieder nötig werden, dass strukturiert und geerdet wird. Für solche Situationen muss der Berater mit seiner Einfühlsamkeit ein besonderes Sensorium entwickeln.

Natürlich kommen nicht nur Personen mit Vata-Überschuss in die ayurvedisch-psychologische Beratung, doch Vata-Überschuss ist hier die am häufigsten zu beobachtende Störung. Sie überlagert andere Dosha-Überschüsse, wie einen Pitta- oder einen Kapha-Überschuss oder zieht diese nach, da Vata das am schnellsten reagierende Dosha ist.

Menschen mit einem Pitta-Überschuss benötigen – kurz und vereinfacht gesagt – in der Beratung Beruhigung, Anleitung zur Auflösung von Anhaftungen, letztlich eine Stärkung des Selbstwertgefühls durch Bestätigung, wenn auch nicht in erster Linie für Leistung, sondern eher für die Auseinandersetzung mit sich selbst und für die Wahrnehmung feiner Impulse.

Bei Menschen mit einem Kapha-Überschuss ist ebenfalls die Auflösung von Anhaftungen wichtig. Im Gespräch müssen zusätzlich Herausforderungen geschaffen werden, indem die Klienten mit sanftem, wohlwollendem Druck gezwungen werden, sich mit sich selbst auseinanderzusetzen. Die hohe Anforderung an den Berater besteht vor allem darin, dass er nicht die fehlende Aktivität des Klienten als Aufforderung nimmt, selbst aktiv zu werden und Problemlösungen zu produzieren. Die Klienten sollen vielmehr selbst, mit der wohlwollenden, methodischen Unterstützung durch den Berater, Problemlösungen für ihre eigene Situation finden. Gemeinsam definierte, angemessene Hausaufgaben und deren regelmäßige Kontrolle geben Struktur und fordern Disziplin.

Wir sehen also, dass der ayurvedisch-psychologische Berater und Therapeut je nach Doshaerhöhung und Konstitution der Klienten unterschiedlich vorgeht, da eben nicht jeder Klient dieselbe Art der Intervention braucht.

Das Ideale an der ayurvedisch-psychologischen Beratung von Klientinnen und Klienten ist die zusätzliche Möglichkeit der gezielten Kombination mit Yoga und anderen ayurvedischen Therapien und Behandlungen, wie z. B. Ernährungsberatung, ayurvedische Medizin oder ayurvedische Massagen, um einen Dosha-Überschuss zu reduzieren.

Die Störungsskala

Zum Zweck der Strukturierung, aber auch für die Qualitätskontrolle erarbeiten Berater und Klient unter anderem im Gespräch eine Störungsskala, in der zunächst die Beschwerden des Klienten festgehalten und anschließend quantifiziert werden. In einer Tabelle werden die Symptome aufgeschrieben und subjektiv eingeschätzt: Wie stark beeinträchtigen diese Beschwerden oder Leiden die Lebensqualität des Klienten (in Abb. 14 mit X bezeichnet)?

Dafür verwenden wir die Skala 1 – 10, wobei 10 bedeutet, dass diese Störung nicht auszuhalten ist, und 1, dass die Störung zwar vorhanden ist, aber nur wenig stört.

	1	2	3	4	5	6	7	8	9	10
Schlafstörungen					Y			X		
Ängste					Y		X			
Kopfschmerzen			Y		X					
…										

Abbildung 14: Die Störungsskala

Mithilfe dieser Störungsskala können Ziele für die Beratung oder die Therapie festgelegt werden, indem beispielsweise mit Farbe (hier Y) die angestrebte Verbesserung für die nächsten vier oder auch mehr Beratungsstunden im Voraus bestimmt und immer wieder kontrolliert wird. Die Störungsskala kann in jeder Beratungsstunde zum Einsatz kommen, um Veränderungen – hoffentlich Verbesserungen – zu visualisieren und um schließlich den Therapie- oder Beratungserfolg festzuhalten.

Falls nach wenigen Beratungsstunden keine Verbesserungen auszumachen sind, kann die Nutzlosigkeit dieser Form der Beratung oder der Therapie frühzeitig festgestellt werden. In diesem Falle muss eine Veränderung der therapeutischen Intervention besprochen und, falls auch dies nicht zum erwarteten Erfolg führt, ehrlicherweise die Beratung oder Therapie abgebrochen werden. Dann besteht eine nützliche Hilfe darin, die Klienten darin zu unterstützen, die für sie richtige Therapie und den für sie idealen Therapeuten zu finden.

Leider erwarten viele Klienten eine zu schnelle Verbesserung ihrer Symptome. Aus diesem Grund müssen sie unbedingt dazu angehalten werden, auch feinste Veränderungen wahrzunehmen, nicht zu schnell zu viel zu erwarten, die kleinsten Erfolge zu würdigen, denn die qualitativ guten und nachhaltigen Fortschritte sind in der Regel die langsamen und nicht die Wunderheilungen.

Die Information

Die Grundvoraussetzung für das Gelingen der ayurvedisch-psychologischen Beratung und Therapie liegt im optimalen Beziehungsangebot des Beraters oder Therapeuten an seine Klienten. Dieses beschreiben wir wie folgt: Die beratende Person muss echt, einfühlsam, wertschätzend und wohlwollend sein.[26] Ist dieses Beziehungsangebot gegeben, spürt der Klient, dass der Therapeut ihn mag, was von uns aus gesehen die unbedingte Voraussetzung für einen Therapieerfolg darstellt.

Diese vier Faktoren, als ganzheitliche Grundhaltung angeboten, bewirken insgesamt beim Klienten Vertrauen, Offenheit, Angstfreiheit sowie eine Stärkung des Selbstwertgefühls und geben ihm die Gewissheit, gut aufgehoben zu sein.

Wenn wir hier insbesondere einmal die Bedeutung des Vertrauens herausgreifen, das den Schlüssel für Offenheit und Wachstum in der Therapie darstellt, wissen wir, dass dafür die Echtheit des Therapeuten eine vorrangige Bedeutung hat. Echtheit meint Ehrlichkeit, Offenheit, Natürlichkeit und Transparenz. Der Therapeut soll also dem Klienten nichts vorspielen, sich nicht über ihn erheben und eine übermächtige Autorität darstellen, sondern eine symmetrische, d. h. gleichwertige Beziehung anstreben. Wir sprechen in diesem Zusammenhang gerne von professioneller Kollegialität. Der Berater muss für den Klienten fassbar sein, also ihm von Zeit zu Zeit in einer konstruktiven Weise Rückmeldungen darüber geben, was bei ihm abläuft, während er dem Klienten zuhört oder wenn er diesen beobachtet. Diese Rückmeldung soll von therapeutischem Nutzen sein und nicht der Selbstentlastung des Beraters oder seinem Mitteilungsbedürfnis dienen.

Beispiele:

1. „Wenn ich Ihnen zuhöre und mir vorstelle, was Sie da alles durchmachen, komme ich ganz außer Atem."
2. „Dass Sie jetzt keinen Ausweg aus dieser Situation sehen, kann ich mir gut vorstellen, denn auch ich bin gerade etwas ratlos."

Auch wenn Ratlosigkeit bei einem Berater nicht gerade das ist, was Klienten sich wünschen, zeigt diese Reaktion doch auch viel Einfühlungsvermögen und Wertschätzung für den Klienten. Das Wesentliche aber ist, dass der Berater ganz offen ist und dadurch sehr menschlich wirkt. Hier wird nun die hoffnungsvolle, aufmunternde und wohlwollende Mitteilung: „… aber zusammen werden wir sicher einen guten Weg finden …", sehr wichtig. Der Berater muss nicht immer über der Sache stehen und Lösungen kennen, jedoch Zuversicht ausstrahlen.

Was zusätzlich zur Echtheit des Beraters das Vertrauen fördert, ist das, was wir in der ayurvedisch-psychologischen Beratung und Therapie „Information" nennen: nämlich die Auskunft darüber, was aus ayurvedisch-psychologischer Sicht zur Situation eines Klienten, zu dem, was er gerade erzählt oder erlebt, zu sagen ist. Information ist ein Ausdruck für Transparenz, für die Durchschaubarkeit dessen, was der Berater tut, oder für das, was er vorschlägt.

Dabei darf auch immer ein kleines Stück ayurvedischer Theorie Raum bekommen. Zu diesem Zweck empfehlen wir, die Zusammenhänge auf Papier oder Flipcharts aufzuschreiben oder graphisch darzustellen, damit die Klientinnen und Klienten die Informationen besser verstehen und behalten können. Meistens wollen sie diese Zeichnungen oder Stichworte auch mitnehmen oder fotografieren.

> **Beispiel:** „Sie haben mir eben geschildert, wie Ihnen alles wirr durch den Kopf geht und dass Sie Ihre Gedanken nicht abstellen können, aber auch keinen klaren Gedanken mehr fassen können. Wir im Ayurveda sprechen da von einem Vata-Überschuss. Das ist bei uns sehr bekannt. Vata meint …"

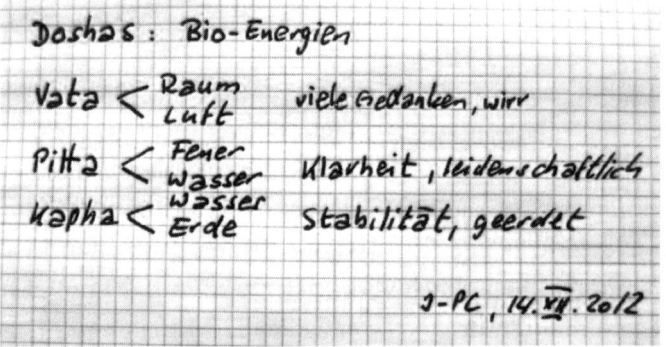

Abbildung 15: Skizze zur Information

Darauf folgt eine kurze einfache Erklärung der Doshas und eine Begründung, weshalb man sich jetzt in der Folge Gedanken darüber machen könnte, wie der Klient wieder mehr Erde, mehr Boden unter den Füßen bekommen könnte.

Immer wieder sollte der Klient auch auf verständliche und einfache Art und Weise erfahren, weshalb, mit welchem Ziel, bestimmte Methoden, z. B. Meditation, Entspannung, Mantras oder Klangschalen, eingesetzt werden und welche Überlegungen hinter dem Einsatz dieser Methoden stehen. Wir streben in der ayurvedischen Psychologie eine hohe Transparenz an, damit ein möglichst uneingeschränktes Vertrauen entstehen kann.

Schlussbemerkung:

Im Ayurveda wird nach unserer Meinung der Begriff „Störung" zu leichtfertig verwendet. Man spricht gern und oft von „Vata-Störungen", „Pitta-Störungen" oder „Kapha-Störungen". Im Gegensatz dazu empfehlen wir in der ayurvedischen Psychologie den Wortgebrauch „Überschuss". Einerseits erklärt dieser besser, worum es tatsächlich geht, nämlich um ein Zuviel an Vata, Pitta oder Kapha, und andererseits erschreckt der Begriff „Überschuss" weniger als das Wort „Störung".

Harmonisierung und Energetisierung

Klientinnen und Klienten, die in die ayurvedisch-psychologische Beratung kommen, befinden sich – wie wir bereits beschrieben haben – meist in einem Zustand der Disharmonie. Das heißt, ihre eigene gesunde Grundschwingung (die Prakriti oder Dosha-Konstellation) ist dauerhaft aus dem Gleichgewicht geraten und findet von selbst nicht mehr zu diesem zurück. Diese Menschen haben zu viel Vata, Pitta oder Kapha oder anders gesagt: Sie sind zu „luftig", zu „feurig" oder zu „erdig" (träge), als dass dies für sie gesund wäre.

Zu „luftig" sein heißt verwirrt, orientierungslos, hoffnungslos. Man kann kaum klare Gedanken fassen und konzentriert bei etwas bleiben; man verspürt Ängste, zeigt Symptome der Überforderung bis hin zu Resignation. Häufig werden solche Personen auch von körperlichen Schmerzen und Schwindel geplagt.

Zu „feurig" sein heißt, dass jemand nicht abschalten kann, atemlos getrieben wird, mit dem Kopf durch die Wand gehen und Erfolg erzwingen will, immer gut dastehen muss, Aggressionen verspürt, alles selbst lösen will, möglicherweise mit Schlafstörungen kämpft. Körperlich sind Ausschläge und Allergien nicht selten.

Zu „erdig" sein bedeutet, nicht loslassen zu können (vor allem auch von festen Prinzipien und Vorstellungen), müde und träge bis handlungsunfähig zu sein, alles ist zu viel; Faulheit, Undiszipliniertheit, Bewegungsarmut sind weitere Merkmale, nicht selten ist Übergewicht festzustellen. Diese Menschen haben zwar den deutlichen Wunsch, dass sich ihre Situation ändert, meist jedoch verbunden mit der Vorstellung, dass sie selbst nichts dazu beitragen müssten. Eine sogenannte „Opferhaltung" ist hier nicht selten zu beobachten.

Zudem ist sehr oft auch der momentane Energiezustand der Klienten ungünstig für Erkenntnisse und Wachstum. Das heißt, sie verfügen über zu viel oder zu wenig aktivierte Energie und damit ist ihre Daseinsqualität, die mit den Gunas (siehe den Abschnitt *Die feinstofflichen Daseinsqualitäten (Gunas),* ab Seite 78) beschrieben wird, entweder überaktiv oder träge und blockiert.

Damit gesundes Wachstum stattfinden kann, muss die ayurvedisch-psychologische Arbeit mit allen Mitteln darauf hinzielen, dass Harmonie und ein optimaler Energiezustand erreicht werden können. Den Erkenntnis bringenden Energiezustand bezeichnen wir als Sattva; er zeichnet sich durch Ruhe, Klarheit und Wachheit aus.

Viele Klientinnen und Klienten, z. B. Menschen nach einer Enttäuschung, mit einem Burnout oder einer depressiven Tendenz, beginnen die Beratung in einem tamasigen Energiezustand; sie sind also eher träge, müde, passiv, geistig etwas benebelt, blockiert, wenig motiviert, manchmal auch resigniert. Damit hier überhaupt etwas in Bewegung kommen und Arbeit geleistet werden kann, muss zuerst Energie geweckt werden. Energie verstehen wir hier im physikalischen Sinne: das Vermögen, Arbeit zu verrichten.

Andere Klientinnen oder Klienten, z. B. Menschen, die verletzt wurden, ein Trauma erlitten oder die Orientierung verloren haben, kommen in einem zu energiereichen, d. h. rajasigen Zustand in die Beratung; sie wirken hyperaktiv, aufgeregt, erhitzt, aggressiv. Damit es hier zu Erkenntnissen und Wachstum kommen kann, muss die überschüssige Energie reduziert werden.

Wie wir im Abschnitt *Das Prinzip „Gib der Klientin, was sie braucht"* (ab Seite 160) bereits kurz beschrieben haben, kann einerseits durch die Art und Weise der Gesprächsführung und andererseits auch durch andere Methoden und ayurvedische Therapien sowie Yoga eine ausgleichende Wirkung auf die Doshas erzielt werden:

Was Energie mobilisiert	Mit viel Einfühlsamkeit Herausforderungen im Gespräch schaffen: Nachfragen Sich mit nicht zu oberflächlichen Aussagen zufrieden geben Beispiele erfragen Lösungsvorschläge für Probleme abfragen (evtl. als Hausaufgabe) Schweigen aushalten
	Pranayama (z. B. Kapalabhati: stoßweises Ausatmen durch die Nase, das aktiviert und den Geist reinigt)
	Scharfes Essen, Ingwertee

	Yoga
	Bewegung
	Ayurvedische Massage (z. B. Udvartana)
Was überschüssige Energien dämpft	Im Gespräch: Die Klienten ausreden lassen, auch wenn es lange dauert (es hat noch jede/r aufgehört zu reden) Als Berater selbst mit viel Ruhe reagieren und sich nicht von der Hektik anstecken lassen Pausen einschalten Die Klienten auffordern, bei sich genau nachzuspüren Schweigen aushalten Strukturieren (Was gehört zusammen?)
	Pranayama (z. B. Anuloma Viloma, Nadi Shodhana) – Wechselatmung, welche die Konzentrationsfähigkeit fördert und hilft, innere Ruhe und Kraft zu finden
	Kühlende Nahrung
	Yoga
	Bewegung an der frischen Luft ohne Leistungsaspekt
	Ayurvedische Massagen

Natürlich müssen die individuell hilfreichen Maßnahmen mit dem Klienten abgesprochen werden, denn sie müssen schon ins jeweilige Leben hineinpassen und dem Rat suchenden Menschen angemessen und sympathisch sein. Zudem sollten sie möglichst einfach sein und realistisch dosiert geplant werden, damit eine reelle Chance auf Umsetzung besteht. Auch muss jeder Versuch eines Klienten, die eigenen Energien zu mobilisieren oder überschüssige Energien zu beruhigen, mit viel Aufmerksamkeit beachtet werden und positive Rückmeldungen von Seiten des Beraters bekommen, damit die Motivation zur Weiterführung bestehen bleibt.

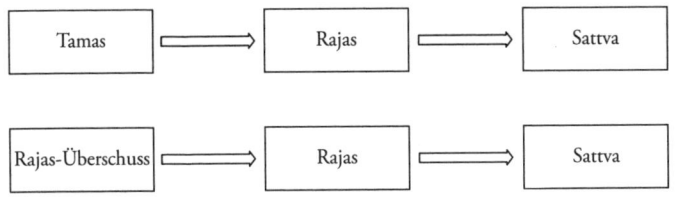

Abbildung 16: Der therapeutische Weg zur Erkenntnis

Spirituelle Arbeit zur Auflösung von Blockaden

Blockierende Prägungen im Chitta, die sich wachstumshemmend auswirken, können auf zwei verschiedenen Wegen bearbeitet und aufgelöst werden. Da ist zunächst einmal die bewusste Auseinandersetzung mit ihnen, indem im selbst-explorativen Gespräch blockierende Prägungen entdeckt, auf ihre Gültigkeit und Sinnhaftigkeit für das heutige Leben hinterfragt und gegebenenfalls durch bewusstes Bearbeiten aufgelöst, d. h. für nicht mehr gültig erklärt werden. Dabei ist es nicht so wichtig, woher diese Prägungen ursprünglich stammen. Viel mehr interessieren die folgenden Fragen: Wie sieht die Prägung genau aus? Wie wirkt sie sich in meinem Leben aus? Wofür ist sie nützlich und was behindert sie? Ist sie nützlicher oder hinderlicher? Wie kann ich sie allenfalls loswerden und wodurch kann ich sie ersetzen?

Dummerweise sind jedoch die meisten Prägungen nicht so bewusstseinsnah, als dass es gelingen könnte, sie so ohne Weiteres im Gespräch oder durch Nachdenken über sich selbst zu entdecken, und schon gar nicht so linear-logisch und einfach abzuarbeiten. Sie liegen derart tief im Chitta, dass sie, auch wenn sie noch einigermaßen bewusst würden, nicht direkt in Sprache ausgedrückt werden könnten. Wir wissen ja bereits, dass solche unbewussten Prägungen seelennah, tief im Chitta liegen oder sogar karmisch sind, und je näher wir der Seele kommen, desto weniger sind wir in der Lage zu sprachlichen Formulierungen (siehe dazu auch den Abschnitt *Der zweite Schritt: Die Selbstreflexion*, ab Seite 119).

Diese unbewussten oder gar karmischen Prägungen lassen sich somit nicht so einfach aufspüren und dann mit linear-logischem Denken hinterfragen und schon gar nicht so einfach auflösen. Hier bewegen wir uns im dynamisch hochkomplexen Bereich, in dem wir nur noch mit spirituellen Mitteln wirken können. Wie sich dieser Auflösungsprozess von Blockaden abspielt, haben wir bereits im Abschnitt *Wie Blockaden sich auflösen* (ab Seite 140) aufgezeigt.

Mit den spirituellen Methoden wie Meditation, Mantras und Körperdialog versuchen wir in der ayurvedisch-psychologischen Beratung und Therapie das spirituelle Wachstum unserer Klientinnen und Klienten zu unterstützen, damit die weibliche Kraft „Shakti" bei ihnen immer mehr erwachen und ihren friedlichen, liebevollen, nicht kämpferischen Weg zur Auflösung von blockierenden Prägungen gehen kann.

> Wie eine brennende Kerze viele anderen anzünden kann, kann eine erleuchtete Seele bei so manchem willigen Fragesteller das Licht der Einsicht entfachen.
>
> *(Bhagavad Gita 4.34)*

8. Zehn Leitsätze zum spirituellen Wachstum

Dem wahren Selbst, der eigenen Verbundenheit mit der Welt näherzukommen, das zu sein, was man in Wahrheit ist, stellt das Ziel des spirituellen Wachstums dar. Dieser Prozess fängt damit an, dass jemand erkennt und aus tiefem Herzen respektiert, versteht und akzeptiert, dass es neben der materiellen auch eine feinstoffliche Welt gibt und dass deren Prinzipien, Gesetzmäßigkeiten und Phänomene ins eigene Denken und Verhalten miteinzufließen beginnen. Damit geht die Erkenntnis einher, dass der inneren Wahrheit mit derselben Aufmerksamkeit begegnet werden sollte wie der äußeren. Dies verlangt, dass wir bereit sind, gewisse Anhaftungen aufzugeben, um die nötige Aufmerksamkeit für die eigene Innenwelt freizustellen.

Die in diesem Kapitel formulierten zehn Leitsätze sind zum einen als Konzentrat dieses Buches und Konsequenz daraus zu verstehen. Zum anderen können die Leitsätze zusammen mit den jeweiligen Anleitungen als spirituelle Übung verstanden werden, denn die aktive Auseinandersetzung mit ihnen soll dazu führen, dass diese Erkenntnisse durch alle Bewusstseinshüllen dringen und letztlich zu einem Teil der eigenen Person werden. Wenn dies geschieht, hat bei jedem Schritt der Bearbeitung spirituelles Wachstum stattgefunden.

Bevor wir zu den zehn Leitsätzen kommen, geben wir noch eine Einführung, wie diese grundsätzlich zu verstehen sind und wie sie möglichst gut zur Wirkung gebracht werden können.

Samkalpas und Yoga Nidra

Die Leitsätze sind als Samkalpa (auch Sankalpa) formuliert. *Samkalpa* ist ein Begriff aus dem Sanskrit und kann als „Entschluss" übersetzt werden. Es handelt sich um eine Affirmation, um eine Willensäußerung im Hinblick darauf, was man erreichen möchte, um seiner Zukunft eine positive Richtung zu geben.

Korrekt formulierte Samkalpas sind kurz und bestehen aus einer positiven Formulierung der Willensabsicht, nicht jedoch in Form einer Verneinung oder Ablehnung, da in der Verneinung der Zweifel enthalten ist, der vom Unterbewusstsein aufgenommen wird und das Samkalpa wirkungslos macht.

Modalverben, wie „ich möchte", „ich will" oder „ich sollte" sind wirkungslos, da sie einen Zweifel enthalten. Die Wirklichkeitsform der Gegenwart (Indikativ Präsens) ist die wirksame Formulierungsform eines Samkalpas.

Beispiele:
1. „Ich lasse meine Anhaftungen los" – positive und korrekt formulierte Willensäußerung.
2. „Ich möchte meine Anhaftungen loslassen" – falsch formuliert: Dahinter steckt bereits ein Zweifel, es handelt sich hierbei um einen Wunsch.
3. „Ich hafte nicht mehr an" – zwar kurze, aber falsch formulierte Willensäußerung, da sie aussagt, was nicht mehr sein soll. Diese Negativierung geht als Aussage ins Unterbewusstsein, das keinen Unterschied zwischen Ja und Nein macht, sodass dort nur „Ich hafte an" ankommt.

Samkalpas haben eine starke Wirkung, wenn sie wirklich durch die Bewusstseinsfelder hindurch bis ins Anandamaya-Kosha gelangen (siehe den Abschnitt *Wachstum erklärt am ayurvedischen Koshamodell,* ab Seite 45). Nehme ich mir nämlich nur einmal kurz etwas vor, z. B. zu Neujahr oder in einem anderen einsichtsvollen Moment, bleibt dieses Vorhaben im Manomaya-Kosha oder im Ahamkara-Manas-Gebilde stecken. Den Effekt eines solchen Vorhabens kennen wir wohl alle zur Genüge: Die Umsetzung ist zeitlich sehr limitiert, wenn sie überhaupt jemals ernst gemeint war.

Damit ein Samkalpa wirklich bis in den inneren Geist vordringen, dort eine Prägung hinterlassen kann, die dann nach außen hin Wirkung zeigt, muss mehr geschehen, als es sich einmal vorzunehmen. Wir kennen zwei Möglichkeiten, wie ein Samkalpa Wirksamkeit erlangt:

1. Tägliche Wiederholung des Samkalpa an 42 Tagen
2. Übung des Samkalpa im Yoga Nidra

Die ununterbrochene Wiederholung an 42 Tagen funktioniert so, dass man sich am Morgen, wenn man sich im Spiegel anschaut, beispielsweise beim Schminken oder Zähneputzen, das Samkalpa dreimal langsam innerlich vorspricht. Abends, wieder vor dem Spiegel, ruft man sich das Samkalpa gedanklich in Erinnerung und legt sich Rechenschaft darüber ab, ob es an diesem Tag gelungen ist, die Willensäußerung in den Alltag umzusetzen. Im positiven Fall freut man sich bewusst über den Erfolg, im negativen Fall spricht man sich innerlich Mut zu, es am nächsten Tag wieder zu versuchen.

Falls jemand an einem der 42 Tage seine Samkalpa-Übung vergisst, muss er leider – wie beim Leiterspiel - wieder bei Null beginnen und die Übung 42 Tage ohne Unterbrechung wiederholen.

Der wirksamste Weg, um sich ein Samkalpa wirksam einzuprägen und umzusetzen, besteht darin, dieses innerhalb einer Yoga-Nidra-Übung innerlich zu sprechen; doch auch das Yoga

Nidra muss in wöchentlichem Abstand etwa sechsmal wiederholt werden.

Yoga Nidra kann als „yogischer Schlaf mit einem ganz kleinen Anteil an Bewusstheit" beschrieben werden. Yoga Nidra verhilft dazu, dem wahren Selbst näherzukommen. Dabei osziliert der Geist zwischen Wachzustand und Traum, sodass eine verbindende Schwingung entsteht zwischen dem inneren Geist, der Kraft liefert und durch seine Prägungen die Ausrichtung des Denkens und Verhaltens vorgibt, und dem äußeren Geist, der die bewussten Denkprozesse durchführt. Anders gesagt, die Durchlässigkeit der Koshas wird durch Yoga Nidra gefördert, sodass ein Samkalpa bis zu den tieferen Geistebenen durchdringen und im inneren Geist wirksame Prägungen hinterlassen kann.

Grundsätzlich ist Yoga Nidra natürlich allen Menschen zu empfehlen, besonders bei folgenden Symptomen: Stress, Schlafstörungen, Nervosität, Herzrasen, Migräne, Magen-Darm-Probleme, Herz-Kreislauf-Probleme (u. a. Bluthochdruck), Ängste und in gewissen Fällen auch bei Depressionen.

Yoga Nidra dient der tiefen Entspannung, dem Erreichen von Gelassenheit, der Konzentrationsfähigkeit, Stimmungsstabilität und der Steuerung des Bewusstseins. Wenn jemand nun im Zusammenhang mit dem spirituellen Wachstum ein für ihn relevantes Samkalpa formuliert hat, kann er mit Yoga Nidra dessen Vertiefung und Wirksamkeit fördern. Wie das praktisch aussieht, können wir hier nur im Überblick darstellen, denn die gesamte Theorie würde den Rahmen dieses Buches sprengen:

Beim Praktizieren des Yoga Nidra[26], das pro Übungseinheit rund 45 Minuten dauert, liegt man bewegungslos auf dem Rücken, die Handinnenflächen weisen nach oben, die Augen sind geschlossen.

Der Reihe nach geht man die folgenden Schritte durch:

1. Entspannung	Bewusstes Wahrnehmen der äußeren Geräusche; diesen einfach beobachtend zuhören, sie möglichst ohne weitere Gedanken oder Emotionen vorbeiziehen lassen.
2. Erste Konzentration	Den „inneren Film", also eigene Gedanken, Bilder, Eindrücke, die gerade kommen, beobachten; Gefühle zulassen, ohne sich mit diesen zu stark zu identifizieren; die beobachtende Haltung möglichst beibehalten.
3. Distanzierung	Abstand nehmen von den Gedanken, Bildern, Emotionen; diese beim Ausatmen bewusst loslassen.
4. Angenehme Erinnerung	An etwas Schönes denken, sich mit dem damit verbundenen Gefühl identifizieren und anschließend diese Eindrücke beim Ausatmen bewusst loslassen.
5. Zweite Konzentration	Volle Konzentration auf den Körper, am besten zuerst über das bewusste Wahrnehmen des Atems: Einatmen – Umkehrpunkt – Ausatmen; dabei in verschiedenste Körperstellen hineingehen.
6. Samkalpa	Dreimal soll nun innerlich das Samkalpa langsam mit voller Konzentration und Überzeugung ausgesprochen werden; das Nachklingen des Samkalpa wahrnehmen.
7. Körperreise	Anschließend reist man mit der Aufmerksamkeit langsam und systematisch, z. B. beim linken kleinen Zeh beginnend, durch den ganzen Körper und spürt in die einzelnen Stellen hinein; dabei nimmt man auch die Berührungspunkte auf dem Boden wahr und wie der Boden einen trägt.

8. Atmung Nach der Körperreise geht die Aufmerksamkeit wieder zum Atem zurück: Einatmen – Umkehrpunkt – Ausatmen.

9. Suggestion Dann stellt man sich vor, der Körper werde langsam immer schwerer – leichter; warm – kühl – warm, freudig ... Dabei sollte man darauf achten, dass immer positive Befindlichkeiten suggeriert oder vorgestellt werden.

10. Visualisierung Man stellt sich innerlich hintereinander die fünf Elemente (Erde, Wasser, Feuer, Luft, Raum) vor, mit all ihren Qualitäten, und begibt sich auf einen Gedanken-Erlebnisspaziergang durch eine Landschaft, in der die fünf Elemente möglichst realistisch erlebt werden können.

11. Samkalpa Zum zweiten Mal spricht man innerlich langsam dasselbe Samkalpa, wieder dreimal mit voller Konzentration und Überzeugung aus und lässt es wiederum nachklingen.

12. Abschluss Lenkung der Aufmerksamkeit auf die Atmung, dann langsam wieder auf äußere Reize: Man nimmt wieder die Geräusche wahr, öffnet nach einer gewissen Zeit bei einer Ausatmung die Augen und lenkt die Aufmerksamkeit wieder in den Raum und auf den eigenen Körper, den man langsam zu bewegen und zu dehnen beginnt.

Die zehn Leitsätze

Ohne Anspruch auf Vollständigkeit nennen wir hier zehn Leitsätze zum spirituellen Wachstum. Wie schon erwähnt, sind sie als Samkalpas formuliert und können, wie oben geschildert, in den Alltag eingebunden werden, um ihre Wirkung zu erzielen. Doch auch allein schon durch die aktive Beschäftigung mit diesen Sätzen – auf unterschiedlichste Weise – können sie das spirituelle Wachstum unterstützen. Aus diesem Grund geben wir zu jedem Leitsatz einige Anregungen, welche die Bearbeitung unterstützen können. Selbstverständlich kann jeder die Leitsätze auch auf eine von ihm bevorzugte Art bearbeiten, wie beispielsweise die Umsetzung in Farbe, Form, Klang oder Geschichten.

Wir empfehlen jedem, der diesen Weg bewusst gehen will, sich ein schönes Notizbuch anzuschaffen und diesem den Namen *„Mein spirituelles Wachstumsbuch"* zu geben. In diesem Buch können alle Beobachtungen und Gedanken zu den Leitsätzen festgehalten werden. Damit wird es zu einem wunderbaren und unbezahlbaren persönlichen Schatz für das weitere Leben.

1. Leitsatz: Was ich wahrnehme, nehme ich ernst
Für vieles, was ich erfahre, gibt es keine Erklärungen. Trotzdem betrachte ich es als Teil der Realität und respektiere es, denn die Realität ist mehr als das direkt mit unseren Sinnesorganen Wahrnehmbare und Erklärbare. Ich kann die Wahrnehmung auch unerklärt lassen und sie trotzdem – oder vielleicht gerade darum – ernst nehmen. Dies gilt auch für innere Erfahrungen und Wahrnehmungen, wie z. B. die warnende Stimme, eine Körpermitteilung oder ein bestimmtes Gefühl zu einer Situation oder einem Menschen.

Beispiele:
1. Ich beschließe, in demselben Moment meine Frau anzurufen, in dem sie mich anruft. Wir beide erreichen uns am Telefon, ohne

dass es bei einem von uns beiden geklingelt hat. Dies passiert nicht einmalig, sondern mit einer schönen Regelmäßigkeit.
Einfache Erklärung: Zufall
Ist es aber wirklich Zufall oder gibt es so etwas wie eine gedankliche Fernverbindung?
Braucht es überhaupt eine Erklärung? Es ist, wie es ist.
2. Ich begegne einem Menschen, der mir auf Anhieb Angst macht. Ich weiß nicht, warum das so ist, aber ich verspüre ihm gegenüber ein ungutes Gefühl.
Einfache Erklärung: Der muss mich an jemand erinnern, der mir etwas angetan hat
Kann es so etwas geben wie eine Intuition?
Braucht es überhaupt eine Erklärung? Es ist, wie es ist.

Übung: Schreiben Sie eine Woche lang jeden Tag etwas auf, das Sie wahrgenommen oder erlebt haben, wofür es keine Erklärung gibt, und was diese Erfahrungen und Wahrnehmungen für Sie bedeuten.

2. Leitsatz: Ich lasse meine Anhaftungen los
Ich binde mich in der Regel viel zu stark an Besitz, Erfolg, Erinnerungen oder Menschen usw. Dieses Anhaften kostet einerseits viel Energie und verschafft andererseits meinem Ego (Ahamkara) eine zu starke Stellung in meinem psychischen Gefüge. Diese Dominanz des Ego unterdrückt die gesunden Impulse meiner natürlichen Intelligenz (Buddhi), die nach gänzlich anderen, nämlich gesund erhaltenden Kriterien beurteilt.

Anhaftung ist Täuschung (Maya), denn alles ist vergänglich und veränderlich: Die Zeit vergeht, obwohl ich sie manchmal gerne anhalten möchte, Beziehungen verändern sich und gehen früher oder später, Besitz kommt und geht, Krankheit kommt ... und geht hoffentlich wieder, Gesundheit geht ... und kommt hoffentlich wieder. Die Welt verändert sich dauernd, und das bedeutet immer, dass etwas geht, damit Neues kommen kann (Shiva).

Das Akzeptieren der ständigen Veränderung, die eine Realität darstellt, bedeutet letztlich das Auflösen von Anhaftung, die einer Täuschung unterliegt.

Beispiele:
1. Jemand hängt an seiner Frau / an ihrem Mann, betrachtet den Partner als Besitz und nennt das Liebe.
2. Jemand geht an denselben Ort in die Ferien, an dem er letztes Jahr so schöne Ferien erlebt hat, und hofft, dass es wieder so schön sein wird. Dabei vergisst er, dass er sich selbst ja verändert hat und möglicherweise auch der Ort – sicher aber die Menschen an diesem Ort.
3. Das Kompliment: „Du bist immer noch der/die Gleiche wie vor 20 Jahren" würde ja bedeuten, dass man stehen geblieben ist.

Übungen:
1. Schreiben Sie eine Woche lang jeden Tag eine Erkenntnis auf, die Ihnen aufzeigt, woran Sie hängen, und stellen Sie sich vor, was passiert, wenn Sie diese Anhaftung loslassen.
2. Schreiben Sie jeden Tag etwas auf, das sich seit dem Vortag verändert hat – und wenn's nur das Wetter ist.
3. Planen Sie eine Woche lang jeden Tag eine ca. 15-minütige Meditation ein, bei der Sie bewusst die automatisch aufkommenden Gedanken beobachten und sie ganz bewusst loslassen. (Das geht sehr gut, wenn man das Loslassen visualisiert, indem man beispielsweise den Gedanken wie Eis schmelzen oder bildlich davonfliegen lässt.)

3. Leitsatz: Ich bin ein Teil des Ganzen und das Ganze ist ein Teil von mir

Dieser Satz über die Interdependenz will zum Ausdruck bringen, dass ich mich nicht mehr als isoliertes Wesen auf diesem Planeten sehe, sondern in Verbindung mit allen und allem bin. Das Verbindende ist das Göttliche (Brahman), das in jedem und allem vorhanden ist. Diese Erkenntnis wird zur Grundlage des Respekts und eines rücksichtsvollen, dankbaren Umgangs mit Menschen, Tieren, Pflanzen, den Ressourcen und der Welt überhaupt.

Beispiele:
1. Viele Naturvölker geben aus Dankbarkeit der Erde etwas von dem zurück, was sie aus ihr entnommen haben. Sie pflücken Früchte vom Baum und geben den Göttern symbolisch als Opfergabe ein Stück Kautabak zurück. So geben sie der Empfindung Ausdruck, dass sie nicht Besitzer der Welt, sondern partnerschaftliche Nutznießer sind, bei denen gleichzeitiges Geben und Nehmen eine Selbstverständlichkeit ist.
2. Aus Respekt vor dem Lebewesen und aus Rücksicht auf die Natur, die für ein Kilogramm Fleisch unverhältnismäßig viele landwirtschaftliche Erträge bereitstellen muss, essen immer mehr Menschen weniger oder gar kein Fleisch mehr.
3. Inderinnen und Inder begrüßen sich mit dem Wort „Namasté", was so viel heißt wie „Ich verbeuge mich vor dem Göttlichen in dir, denn ich weiß, dass wir damit eins sind".

Wir können den Satz „Ich bin ein Teil des Ganzen und das Ganze ist ein Teil von mir" zunächst auch im weniger globalen oder gar kosmischen Sinn sehen, indem wir uns beispielsweise bewusst werden, dass unser wahres Selbst ein Teil unserer Person und dass unsere Person ein Teil des wahren Selbst ist. Ebenso bin ich ein Teil meiner Partnerschaft und diese ist ein Teil von mir. Ich bin Teil einer Familie und die Familie ist ein Teil von mir. Ich bin ein Teil von der Firma, in der ich arbeite, und die Firma ist ein Teil von mir …

Wenn bei mir dieses Verbundensein vorhanden ist, äußert sich dies dadurch, dass ich einerseits viel mehr betroffen bin von Tatsachen und Ereignissen, dass ich mehr Mitgefühl entwickle und mich, im Sinne der Interdependenz, auch mehr aufgerufen fühle, im konstruktiven Sinn etwas zu unternehmen. Hier setzen dann die Überlegungen zum Einflussbereich an, die Unterscheidung zwischen den Bereichen, in denen ich etwas bewirken kann, und denen, die außerhalb meiner Einflussmöglichkeiten liegen. Dabei muss man jedoch sehr kritisch und selbstkritisch sein, denn nicht selten haben wir den Eindruck, dass wir nichts machen können, obschon etwas machbar wäre, und sehr häufig übersehen wir auch, dass wir unter Umständen die Möglichkeit hätten, unseren Einflussbereich zu erweitern.

Beispiel: Die Firmenleitung eines Unternehmens trifft die Entscheidung, dass die Herstellung der Produkte ins billigere Ausland ausgelagert wird. Mitarbeitende in der Produktion, die durch diesen Entscheid betroffen würden, können sich hilf- und machtlos fühlen, denn gegen solche Entscheidungen kann man eh nichts ausrichten. Sie können sich aber auch zusammentun, um in konstruktiver, lösungsorientierter und nicht kämpferischer Weise zu versuchen, die Konzernleitung zu einer Umentscheidung zu bewegen. Somit haben sie wenigstens versucht, ihren Einflussbereich zu erweitern.

Übungen:
1. Schreiben Sie in den nächsten Tagen einmal Ihre Wahrnehmungen in Bezug auf Ihre persönliche Situation auf: Wovon sind Sie ein Teil und inwieweit spüren Sie auch, dass dieses Größere ein Teil von Ihnen ist?
Welches sind Ihre Schlussfolgerungen? Denken Sie dabei immer auch an die Interdependenzerkenntnisse.
2. Setzen Sie sich in der nächsten Woche täglich 10 Minuten irgendwo hin, in die Natur, in eine belebte Straße, im Zoo vor ein Tiergehege usw. Tun Sie nichts, sondern verbinden Sie sich mit dem Beobachteten und stellen Sie sich einfach vor, dass Sie ein Teil des Beobachteten sind und dass das Beobachtete ein Teil von Ihnen ist.
3. Nehmen Sie sich Zeit für eine längere Meditation, in welcher sie versuchen, sich als Teil des Kosmos wahrzunehmen. Machen

Sie konkret folgende Übung: Sie stellen sich vor, Sie – genau genommen ihre Seele – seien für die Stabilität des Kosmos nötig. Als Hilfsbild können Sie sich vorstellen, dass sie ein Teilchen des kosmischen Puzzles sind, dessen Fehlen dazu führen würde, dass das ganze Puzzle wertlos wird. Stellen Sie sich weiter vor, dass der Kosmos ein Teil Ihrer Seele ist, genauso, wie ein einzelnes Puzzleteil ohne das ganze Puzzle keinen Sinn macht.

4. Schreiben Sie in der nächsten Woche Situationen auf, in denen Sie Reaktionen von sich selbst beobachtet haben, in denen Sie als Abhängiger reagiert haben, und überlegen Sie in Ruhe, wie Sie als interdependent denkende Person reagiert hätten.

4. Leitsatz: Ich bin Beobachter von mir

Ich beobachte eigene Gedanken, Impulse, Verhaltensweisen und Handlungen möglichst neutral und emotional so unbeteiligt wie möglich, damit die weiter unten erklärten Schutzmechanismen nicht in Aktion treten.

Die Selbstbeobachtung ist zunächst einmal eine erstklassige Möglichkeit, um Einsichten in die eigene innerpsychische Dynamik zu erhalten, zu beobachten, wie ich denke, von welchen Prägungen und Werten ich mich leiten lasse. Es geht hier um die aktuelle Beobachtung und nicht um das, was ich selbst alles über mich weiß. Das Wissen über die eigene Person ist in der Regel stark davon beeinflusst, wie ich mich selbst sehen möchte, oder von dem, was einem früher einmal eingetrichtert wurde.

Beispiele:
1. Ich weiß, dass ich nicht zeichnen kann (weil ich mir das einbilde oder weil man mir das immer wieder gesagt hat).
2. Ich weiß von mir, dass meine Stärke das Zuhören ist (weil ich gerne ein guter Zuhörer wäre, es aber oft nicht bin).

Es geht in unserem Zusammenhang vielmehr um die möglichst unvoreingenommene und zunächst einmal nicht bewertende, genaue Beobachtung der eigenen Person in unterschiedlichen Situationen, was natürlich sehr schwierig ist, da sich immer wieder Selbstschutzmechanismen in die Wahrnehmung einschleichen. Bekannte Schutzmechanismen sind: „Es kann nicht sein, was nicht sein darf", oder die Rationalisierung, die entschuldigende Erklärung: „Das war nur gerade in dieser Situation – in der Realität reagiere ich ganz anders …".

In zweiter Linie geht es bei der Selbstbeobachtung aber auch um die Interaktion, um die Beobachtung dessen, was ich bei anderen bewirke, auslöse und was wiederum ihre Reaktionen auf mich bei mir auslösen.

Beispiele:
1. Ich bemerke in einer Situation, dass ich einen starken Mitteilungsdrang habe und dass möglicherweise die andere Person fast keinen Raum für eigene Mitteilungen hat. Wenn ich das bewusst wahrnehme, kann ich entsprechend reagieren und mich beispielsweise in meinem Redefluss etwas zurückhalten.
2. Ich stelle fest, dass die Menschen im ersten Augenblick meistens sehr offen und interessiert auf mich reagieren, doch sich dann relativ schnell zurückziehen.
3. Ich stelle fest, dass ich bei Neuerungen die Tendenz habe, sehr kritisch oder zurückhaltend zu reagieren, und lieber am Bewährten festhalte.

Übungen:
1. Beobachten Sie sich eine Woche lang sehr genau und kritisch und machen Sie sich Notizen. Stellen Sie sich beispielsweise die folgenden Fragen, die Sie zu aufschlussreichen Erkenntnissen führen können:
· Habe ich die Tendenz, Situationen und Ereignisse grundsätzlich annehmend oder kritisch zu beurteilen?
· Denke ich grundsätzlich eher positiv oder negativ?
· Bin ich einer, der mehr die Probleme sieht oder die Möglichkeiten?

- Lasse ich mich von schlechten Stimmungen anstecken oder verstehe ich es, die schlechte Stimmung von anderen aufzuhellen?
- In welchen Situationen fühle ich mich sicher – in welchen unsicher?
- Bei welchen Situationen lasse ich mich automatisch hineinziehen und davon gefangen nehmen?

2. Die Selbstbeobachtung kann sich aber auch auf Ihre generellen Verhaltens- und Handlungsweisen oder die Reaktionen von anderen auf Sie beziehen:
- Brauche ich im Gespräch mit anderen viel oder wenig Raum?
- Wie viele Möglichkeiten räume ich anderen Personen ein, um sich einzubringen?
- Habe ich in der Regel Führungsansprüche oder folge ich ganz gern einem, der die Führung übernimmt?
- Bin ich eher aktiv oder passiv, produzierend oder konsumierend?
- Wie verhalten sich Menschen generell mir gegenüber?

5. Leitsatz: Ich nehme Wachstumschancen wahr

Alles, was ich erlebe, kann eine Wachstumschance darstellen. Wir erleben immer wieder Situationen, bei denen wir entscheiden müssen, ob wir uns auf eine kleinere oder größere Herausforderung einlassen oder nicht. Sind wir im guten Kontakt zu unserer Buddhi und damit zur natürlichen übergeordneten Intelligenz, entscheiden wir uns nach dem Gesundheitskriterium. Dann kann Persönlichkeitswachstum stattfinden. Dominiert jedoch unser Ego (Ahamkara), entscheiden wir aus dem Gedanken an Status, Ruhm, Verdienstmöglichkeit, Lustbefriedigung oder Angstvermeidung. Aus diesen Aspekten heraus findet im besten Fall geistiges Wachstum, ein Wachstum an Macht oder an Vermögen statt.

Eine weitere Instanz, die sich zusätzlich in unsere Entscheidungen einmischt, ist Chitta, das Lagerhaus für unsere Prägungen, die zum Teil aus moralischen Aspekten, Werten und zum

Teil aus vergangenen, tief liegenden Erfahrungen bestehen. Diese Prägungen drängen sich immer wieder, meist unbewusst entweder antreibend oder hemmend ins Alltagsgeschehen vor. Eine gut funktionierende Buddhi untersucht die sich vordrängenden Chitta-Aspekte und beurteilt sie auf ihre aktuelle Sinnhaftigkeit. Bei einer ungenügend funktionierenden Buddhi drängen sich diese tiefen Einflüsse ungefiltert in die Entscheidung hinein und führen zu Ansichten, die geprägt sind von vielleicht unnötigen, nicht mehr aktuellen oder unangemessenen Vorstellungen.

Viele lehnen die Chance zu einer Erfahrung ab, weil sie es sich von vornherein nicht zutrauen oder finden, es passe nicht in ihr Denk- und Werteschema. Oft handelt es sich dabei um verpasste Wachstumschancen, denn im Prinzip kann jemand erst dann beurteilen, ob etwas passt, zu bewältigen ist oder einem persönlich etwas bringt, wenn er es auch versucht hat. Erst wenn wir eine Erfahrung tatsächlich gemacht haben, können wir wirklich beurteilen, ob sie gut war für uns und zu unserem persönlichen Wachstum beigetragen hat.

Beispiel: Jemand hat von früh an die Prägung: „Ich habe kein Musiktalent." Nun bekommt er die Möglichkeit, gratis an einem Musikkurs teilzunehmen, was ihn eigentlich sehr locken würde. Nur mischt sich bei der Entscheidung das „Wissen" ein: „Ich habe kein Musiktalent." Die gut funktionierende Buddhi sagt dazu: „Ach Quatsch, das haben dir die anderen eingeredet, bis du es geglaubt hast, aber jetzt bekommst du ja die Möglichkeit, etwas zu lernen ...". Die ungenügend funktionierende Buddhi sagt nichts zu der Entscheidung, während das überwertige Ego die befürchtete Blamage vermeiden will. Dieser Impuls verleitet die betreffende Person dazu, das Angebot abzulehnen. Eine verpasste Wachstumschance.

Übungen:
1. Wachsen hat viel mit Urvertrauen und dem Selbstwertgefühl zu tun. Je stärker diese beiden Aspekte entwickelt sind, desto offener

werde ich für Wachstum. Das Muladhara- oder Wurzelchakra, das unterste feinstoffliche Energiezentrum, schafft dafür einen guten Boden. Deshalb raten wir jedem, der an persönlichem Wachstum interessiert ist, früh an jedem Morgen eine 15- bis 20-minütige Chakra-Meditation[27] zu machen, bei der das Hauptaugenmerk auf dem Wurzelchakra liegt.

2. Schreiben Sie eine Woche lang in Ihrem Buch jede Wachstumschance auf, die sich Ihnen geboten hat, auch wenn sie noch so klein und unbedeutend erschien. Schreiben Sie auch auf, ob Sie diese wahrgenommen haben und was Sie dabei gelernt haben. Oder schreiben Sie auf, warum Sie diese nicht wahrgenommen haben. Versuchen Sie hierbei aber, ehrlich zu sein und nicht einfach Zeitmangel oder andere vordergründige Ausreden vorzuschieben.

Noch nicht gesprochen haben wir von den Lebenssituationen, die uns einfach heimsuchen, von denen, in die wir einfach hineingeworfen werden und sich gar nicht erst die Frage stellt, ob wir diese Erfahrung machen möchten oder nicht, wie zum Beispiel Krankheiten, Verletzungen, verlassen zu werden oder Todesfälle und viele andere mehr. Auch diese bieten letztlich eine Wachstumschance und auch hier stellt sich die Frage, ob ich sie als solche wahrnehme oder ob sie als Kerbe eines Schicksalsschlags ungenutzt in meinem Chitta landet. Darüber schreiben wir mehr im 10. Leitsatz: „Ich nehme alles, wie es kommt."

6. Leitsatz: Ich beurteile mein wahres Selbst

Sich selbst nicht über Leistung, Erfolg und Status, sondern aufgrund der eigenen Einmaligkeit und Göttlichkeit zu beurteilen ist nicht gerade weit verbreitet. Das Nichtwissen um den göttlichen Kern, Begierden aus dem Ego, starke äußere Reize, die unsere Aufmerksamkeit nach außen ziehen, und Machtoder Profilierungsbedürfnis hindern uns daran, uns nach innen zu orientieren und unsere eigene Göttlichkeit zu erkennen.

Mit dem Abbau von Anhaftungen an die eben geschilderten äußeren Reize nehme ich – ayurvedisch-psychologisch gesehen – meinem Ego (Ahamkara) die Macht und gebe dadurch der natürlichen Intelligenz (Buddhi) mehr Raum. Die Buddhi ist ja die beurteilende Instanz, welche mit ihrem Draht zur kosmischen Wahrheit über die richtigen, d. h. für das Individuum gesunden Unterscheidungskriterien verfügt. Die Buddhi beurteilt nicht den äußeren Erfolg, sondern mein wahres Selbst. Wenn es mir gelingt, mich aufgrund meiner Einmaligkeit und meiner Göttlichkeit zu beurteilen und zu lieben, werde ich von äußeren Erfolgen und vom Status unabhängig oder wenigstens unabhängiger. Ich kann loslassen, zu mir finden und mein wahres Selbst positiv beurteilen. Das hat nichts mit Überheblichkeit, Eitelkeit oder Egoismus zu tun. Im Gegenteil: Die positive Selbstbewertung führt zu spirituellem Wachstum, und dieses bewirkt den liebevollen Zugang zu sich selbst und zur äußeren Welt, führt zu Demut, zur Einsicht des Eins-Seins mit allen und allem und zu einer engagierten Gelassenheit. Ich bin zufrieden, wenn ich in einer Situation bei mir selbst bleiben kann und nicht der Lustbefriedigung und der Angstvermeidung erliege.

Beispiele:
1. Jemand, der aufgrund eines körperlichen Leidens oder einer körperlichen Verletzung seinen Selbstwert nicht verliert, unterscheidet zwischen dem wahren Selbst und seinem Körper. Das Resultat ist, dass diese Person ihre körperliche Situation besser annehmen kann, was allerdings nicht heißt, dass sie darüber glücklich sein muss.
2. Der Sohn oder die Tochter eines Verstorbenen merkt, dass es ihm oder ihr ein Anliegen ist, anlässlich der Beerdigung noch ein paar Worte an die Trauergemeinde zu richten. Die Angst, vor den Trauernden in Tränen auszubrechen und nicht mehr reden zu können, die Überlegung, dass keine Erwartungen an die Angehörigen des Verstorbenen gestellt werden, könnten diese Person dazu veranlas-

sen, den inneren Wunsch beiseitezuschieben, den Ängsten nachzugeben, den Schutz im wohlbehüteten Kreis der Trauernden zu suchen und sich nicht zu exponieren. Macht sie es trotzdem, ist ihr die äußere Wirkung letztlich weniger wichtig. Die innere Bewertung sagt: Es ist gut, wenn ich zu mir stehe und wenn ich es mache.

Übungen:

1. Gehen Sie in Ihren täglichen Meditationen zu Ihrem Herzen, zu einem kleinen Punkt rechts neben dem Herzen, hinter Ihrem Brustbein. Konzentrieren Sie sich vollständig auf diese Stelle und sagen Sie innerlich zu sich: „Das bin ich." Bleiben Sie anschließend möglichst lange bei der Empfindung, die dabei aufkommt.

2. Schreiben Sie eine Woche lang in Ihrem Buch Momente auf, in denen Sie innerlich so richtig zufrieden waren, und finden Sie auf diesem Wege heraus, was Sie glücklich macht. Versuchen Sie als Zweites herauszufinden, was Sie in Ihrer Lebensführung an diesem inneren Glückserleben hindert, also beispielsweise, wie Sie Ihr Leben organisieren, und legen Sie sich Rechenschaft darüber ab, wie Sie sich selbst am Glücklichsein hindern. Sie werden feststellen, dass viele dieser Hindernisse mit Anhaftungen und anderen Ego-Aspekten zu tun haben.

3. Stellen Sie sich die Aufgabe, Ihre Anhaftungen zu entdecken, diese in Ihr Buch zu schreiben und sich immer wieder vorzustellen, beispielsweise in einer Meditation, wie Sie diese Anhaftung loslassen. Diese Vorstellung kann bildlich sein, indem Sie sich die Anhaftung als Luftballon ausmalen, den Sie loslassen und beobachten, wie er davonfliegt, bis Sie ihn nicht mehr sehen.

7. Leitsatz: Ich bin bereit, auch ungewöhnliche Wege zu gehen

Das Leben verlangt Anpassung. Ich muss mich einem bestimmten Anlass entsprechend kleiden; ich muss oft das machen, was andere von mir verlangen oder wovon ich meine, dass andere es von mir erwarten; ich muss fröhlich sein, auch wenn es mir gar nicht danach zumute ist.

Anpassung bedeutet, dass jemand gewöhnliche Wege geht: So haben wir es schon immer gemacht, so erregen wir kein Aufsehen und so gehen wir kein Risiko ein. So findet aber auch kein wirkliches inneres Wachstum statt.

Eigene innere Überzeugungen, Moralvorstellungen und Werte halten mich – teils zu Recht, teils völlig überflüssig und wachstumshemmend – auf eingefahrenen Pfaden fest. Gleichzeitig möchte ich aber auch ich selbst sein, mich selbst verwirklichen. Also lebe ich oft im Konflikt zwischen Anpassung und Selbstverwirklichung. Wenn ich mich zu stark anpasse, laufe ich Gefahr, mich selbst gar nicht mehr wahrzunehmen. Schaue ich zu stark auf die Selbstverwirklichung, drohe ich zum rücksichtslosen Egozentriker zu werden.

Die Frage, die sich hier stellt, ist: Wie kann ich diese beiden scheinbar gegenläufigen Ansprüche unter einen Hut bringen? Diese Frage lässt sich nicht generell beantworten, sondern muss Fall für Fall kritisch neu überprüft werden: Hat die Anpassung mit Konfliktvermeidung zu tun, mit Angst? Ist es im Sinne des Ganzen berechtigt, den Konflikt zu vermeiden und sich hintanzustellen? Entscheidend ist, dass weder Anpassung noch Selbstverwirklichung unüberlegt oder aufgrund von Rücksichtslosigkeit geschehen sollen, sondern dass die Buddhi, unsere gesunde natürliche Intelligenz, ohne Anhaftungen beurteilt, was im Sinne des Ganzen (und dazu gehöre auch ich selbst) das Richtige wäre.

Mich für die Selbstverwirklichung zu entscheiden bedeutet, dass ich bereit bin, für mich stimmige, unkonventionelle Wege zu gehen, kreativ, jedoch nicht rücksichtslos zu sein. Wir müssen aber klar unterscheiden zwischen einer unkonventionellen Handlung, aus der etwas zu lernen ist, und einer, die lediglich unserem Ego dient. Eine unkonventionelle Handlung allein führt noch nicht unbedingt zu innerem Wachstum. Der Ursprung für außergewöhnliches Verhalten kann im Ego liegen und das Motiv kann sein, dass ich auffallen, Aufmerksamkeit erregen, Bewunderung bekommen oder eine eigene Lust befriedigen will. Dann ist die Handlung nach außen gerichtet und das Wachstum besteht lediglich darin, dass ich um eine Erfahrung reicher geworden, jedoch nicht näher an mein wahres Selbst herangekommen bin.

Beim Beschreiten von unkonventionellen Wegen entsteht spirituelles Wachstum dann, wenn sich dadurch bei mir etwas Grundlegendes verändert, wenn ich gemerkt habe, wie gut es mir tut, ganz bei mir und trotzdem in enger Verbundenheit mit anderen zu sein, damit sich neues Potential entwickeln kann. Dabei muss es sich nicht immer um großartige oder auffällige Aktionen handeln; meistens sind es kleine Begebenheiten, die viel auslösen.

Beispiele:
1. Ich setze mich einmal neben einen älteren Menschen auf einer Bank und beginne mit ihm zu reden – etwas, das ich sonst nicht tue.
2. Jemand verbringt einige Monate in einem indischen Yoga-Ashram. Dabei findet eine Ausbildung zur Yogalehrerin statt mit anstrengenden Körperübungen, Vorlesungen in Philosophie, mit langem Meditieren, Arbeiten im gemeinschaftlichen Dienst, Waschen, wenig Essen und vor allem auch wenig Schlafen und schon gar keine Freizeit. Ohne die Ablenkungen des hektischen Stadtlebens, im neuen Umfeld, mit neuen Impulsen und den engen Kontakten des ständigen Zusammenseins findet die betreffende Person zu sich, entwickelt mehr Selbstwert und Selbstsicherheit, verliert Ängste, die sie früher hatte, und verändert ihre Werte.

Übungen:
1. Welche außergewöhnlichen Wege habe ich in der Vergangenheit beschritten, bei denen ich gemerkt habe, dass sich bei mir plötzlich etwas Grundsätzliches verändert hat? (Es geht dabei nicht um außergewöhnliche Situationen und Erlebnisse an sich, sondern um Situationen, bei denen ich mich einmal entgegen meinen Gewohnheiten anders verhalten habe.)

2. Prüfen Sie einmal bei sich nach und schreiben auf, welche Unternehmungen, Verhaltensweisen, Abenteuer Sie schon lange gerne einmal realisiert hätten und welche Wachstumsimpulse aus diesen Erlebnissen zu erwarten wären.

In einem zweiten Schritt überlegen Sie sich, was Sie bisher davon abgehalten hat, diese Absichten umzusetzen. Seien Sie dabei ehrlich mit sich selbst.

Fragen Sie sich in einem dritten Schritt, woher diese hemmenden Impulse stammen könnten, wovor diese Sie schützen und ob sie heute immer noch angemessen sind.

In einem vierten Schritt können Sie sich konkret überlegen, welche ungewöhnlichen Wege Sie in Zukunft gehen wollen, und fangen damit an, diese zu konkretisieren.

8. Leitsatz: Ich vertraue meiner Intuition

Ich lerne, wie wir das in diesem Buch beschrieben haben, mich von den aufdringlichen äußeren Reizen zurückzuziehen, um feinfühlig in mich hineinzuhören. Nur so kann ich die diskrete innere Stimme der Intuition wahrnehmen. Bei den weiteren Schritten geht es darum, die Botschaften zu verstehen, sie ernst zu nehmen, ihnen Vertrauen zu schenken und sie letztlich in die Entscheidungen und Handlungen miteinzubeziehen.

Die inneren Botschaften äußern sich in Ahnungen, schwer verständlichen Gleichnissen und Bildern, die wir sprachlich nicht ausdrücken können, weil sie aus den psychischen Tiefen kommen. Solche Elemente in verständliche Informationen zu transformieren bedarf zum einen des Glaubens an diese Botschaften und zum anderen der Übung im Umwandeln und Verstehen. Hier kann die Methode des „Körperdialogs"[28] aus der ayurvedischen Psychologie wertvolle Hilfe leisten.

Was die Intuition so schwierig macht, ist sowohl das Unvermögen, diese begründen zu können, als auch deren Nichtsprachlichkeit sowie ihr oft unbequemer Charakter. Häufig haben mein Ego und mein Manas nämlich völlig andere Absichten als meine Intuition und die innere Stimme. Es wird dann sehr schwierig, manchmal eben auch unbequem, sich gegen die Lust und die rationale Vernunft für die Intuition zu entscheiden.

Beispiel: Jemand begegnet einer sehr attraktiven Person und verspürt die Lust, mit dieser Person eine Beziehung einzugehen. Da meldet sich die innere Stimme und sagt: „Das wird Schwierigkeiten geben." Oftmals ignorieren wir solche inneren Stimmen, weil sie uns nicht gelegen kommen und das Ego mit seiner Tendenz zu Lustbefriedigung dominiert. Im Nachhinein müssen wir uns in solchen und ähnlichen Situationen oft eingestehen, dass wir schon von Anfang an ein ungutes Gefühl hatten.

Übung: Vielleicht müssen Sie sich gerade für etwas entscheiden: für einen Kauf, eine Beziehung, eine neue Stelle oder für Ferien. Legen Sie sich auf den Boden, schließen Sie die Augen, hängen dieser Entscheidung etwas nach und gehen dann mit Ihrer Aufmerksamkeit in Ihren Körper. Meldet sich gerade ein Körperteil oder kennen Sie eine besonders sensible Stelle in Ihrem Körper? Gehen Sie dorthin und schauen sich diese Stelle genau an. Nach einer Weile kehren Sie wieder zu Ihrer Entscheidungsfrage zurück, entscheiden sich probehalber innerlich für eine Lösung und malen sich innerlich die Situation nach dieser Entscheidung aus. Gehen Sie dann zu dem vorher genau betrachteten Körperteil zurück und schauen nach, ob sich bei der Empfindung etwas verändert. Gehen Sie nach einer Weile wieder zurück zur Entscheidungssituation und stellen Sie sich die andere Entscheidung vor. Wieder malen Sie sich die Situation nach der neuerlichen Entscheidung aus. Gehen Sie mit Ihrer Aufmerksamkeit zum selben Körperteil und schauen Sie genau nach, wie er sich jetzt anfühlt. Bei welcher Entscheidung fühlt er sich besser an? Wenn kein Unterschied feststellbar ist, ist vielleicht die Zeit für eine Entscheidung noch nicht reif. (Die Botschaft des Körpers zeigt in der Regel an, welche Variante von der

Intuition bevorzugt wird, nämlich die, bei der es sich körperlich angenehmer anfühlt. Das klappt aber nur dann, wenn die Übung sorgfältig, mit viel Zeit und in Ruhe gemacht wird.)
Diese Übung ist in gewissem Sinne ein „kleiner Körperdialog".

9. Leitsatz: Ich suche gesunde geistige Nahrung

Einflüsse von außen beeinflussen mein Wohlbefinden. Je nachdem wie sie beschaffen sind und je nach ihrer Stärke und meiner Empfänglichkeit können sie meine innere Schwingung beruhigen, anregen, aus der Bahn werfen. Dies kann man deutlich beim Anhören von Musik feststellen: Es gibt Musik, die beruhigt, einschläfert und es gibt Musik, die aktiviert, abstößt, bis hin zu Musik, die einen in eine richtiggehende Ekstase führen kann. Zu gesunder geistiger Nahrung, wie wir sie verstehen, zählen Einflüsse, die mich in den sattvigen Zustand versetzen. Aus diesem Zustand kommen die wahren Erkenntnisse und damit geschieht inneres Wachstum (siehe den Abschnitt *Die feinstofflichen Daseinsqualitäten (Gunas)*, ab Seite 78).

Ruhige, konstruktive Gespräche mit wohlgesinnten, friedlichen, interessierten Menschen, angenehme, meinem Geschmack und meiner momentanen Befindlichkeit entsprechende Musik, ruhige Filme mit schönen Bildern, Natur, frische Luft usw. sind Einflüsse, die dabei helfen, in den sattvigen Zustand zu kommen. Viele Menschen wissen das nicht und glauben, es tue ihnen gut, wenn die Unruhe des Alltags zu Hause weitergeht, und wundern sich dann, weshalb sie nicht abschalten können.

Beispiel: Jemand, der den ganzen Tag im Geschäft Hektik erlebt, Verhandlungen und Besprechungen führt, geht abends heim, hört sich im Auto hämmernde Technomusik an, setzt sich zu Hause an den Computer und beantwortet noch schnell seine unerledigten E-Mails, bevor Bekannte zum Abendessen kommen. Beim Essen gehen sozusagen die Verhandlungen weiter, indem sehr engagiert und erhitzt mit den Bekannten und der Partnerin oder dem Partner kontroverse Themen behandelt und debattiert werden.

Hier geht es abends in demselben Stil und Tempo wie am Tag im Geschäft weiter, und das feine Abendessen wird kaum zur Kenntnis genommen, weil der Genuss- dem gewohnten Leistungsaspekt untergeordnet bleibt. Die beteiligten Personen bleiben im rajasigen Zustand stecken.

Übungen:

1. Wenn Sie bisher mit dem Leistungsgedanken Sport getrieben haben (Tempo, Zeit, außer Atem kommen), dann schenken Sie sich einige Trainingsphasen, in denen Sie ohne Uhr, ohne Resultat und ohne außer Atem zu kommen trainieren, und notieren Sie die Erkenntnisse dabei.

2. Sehen Sie sich abends im Fernsehen einige Male ruhige Natur- und Dokumentarfilme an und notieren Sie Ihre Erkenntnisse bezüglich Ihrer Befindlichkeit und des Schlafs.

3. Lesen Sie wieder einmal ein Buch, anstatt fernzusehen, am Computer zu arbeiten oder Spiele zu machen, und notieren Sie Ihre Erkenntnisse.

4. Wenn Sie abends aus dem Geschäft nach Hause kommen, schaffen Sie sich einen Freiraum von 15 Minuten und versuchen Sie durch eine einfache Meditation runterzufahren.

10. Leitsatz: Ich nehme alles, wie es kommt

Die vedische Philosophie geht von Karma und der Wiedergeburt aus (siehe Kapitel 3, *Ayurvedische Psychologie*). Die Idee dahinter ist, vereinfacht gesagt, dass wir so lange wiedergeboren werden, bis unser Karma, die Konsequenzen aus unseren Gedanken und Handlungen in der Vergangenheit, abgearbeitet ist. Das Abarbeiten findet durch eine wohltätige, der Gemeinschaft und dem Einssein des Kosmos dienende Lebensweise statt. Bis wir jedoch ein solches Leben führen können, müssen wir unsere karmischen Lektionen lernen. Die karmischen Lektionen und die damit verbundenen Lerngelegenheiten bieten sich uns im Leben durch alle Ereignisse an, die uns zwangsläufig begegnen. Und deshalb ist eben nichts zufällig.

Alles, was geschieht, hat einen Sinn; es gibt keine Zufälle. Nichts, auch kein einziges Detail von dem, was auf uns zukommt, könnte oder dürfte anders sein. Wir können aus allem etwas lernen, auch wenn es uns überflüssig, unsinnig erscheint oder uns belastet, wehtut und wir es von unserem Ego und dem Verstand her ablehnen. Was passiert, ist das, was passieren muss, damit wir unsere Lektion lernen, um zu wachsen. Dazu gehören auch Lebenssituationen wie Krankheiten, Todesfälle, Traumatisierungen und andere Schicksalsschläge. Sehr oft können wir keinen Sinn darin erkennen, reagieren verwirrt, entsetzt und verweigernd.

Wenn wir diesen Leitsatz: „Ich nehme alles, wie es kommt", ernst nehmen, macht es weniger Sinn, mit dem Schicksal zu hadern, als sich zu fragen, was uns die Situation lehrt.

Beispiel: Jemand hat seine Stelle aufgrund einer Reorganisation verloren und ist nun arbeitslos geworden. Selbstverständlich ist das schockierend, selbstwertschädigend und verletzend. Die Frage ist aber, ob sich dieser Mensch durch die Verletzung und den Schock blockieren lässt, mit dem Schicksal hadert, an der Ungerechtigkeit der Situation und der Entscheidung hängen bleibt, oder ob er sie als Prüfung ansieht, die ihn persönlich weiterbringen kann.
Eine Blockierung wäre ja auch wieder eine Anhaftung.

Übungen:
1. Schreiben Sie in Ihr Buch die fünf schwierigsten Lebenssituationen aus Ihrer Vergangenheit auf. Was ging dabei in Ihnen vor, wie haben Sie reagiert und wie hat letztlich, aus dem Abstand heraus gesehen, dieses Erlebnis zu Ihrem Lernprozess beigetragen? Inwieweit haben diese Erlebnisse Sie verändert?
Sind Sie dadurch spiritueller geworden?

2. Schreiben Sie in nächster Zeit einmal jeden Tag ein Ereignis auf, welches Sie heute betroffen hat und welches Sie nicht gerufen haben. Stellen Sie sich dazu die folgenden Fragen: Wie reagierten Sie auf das Ereignis? Was trägt es zu Ihrem Lernprozess bei? Welches ist der spirituelle Wachstumsaspekt dabei?

Selbstverständlich gibt es auch freudige Ereignisse, die ebenfalls einfach kommen, ob wir sie nun gerufen haben oder nicht: die Liebe, das Glück oder der Lottogewinn. Bei ihnen stellt sich weniger die Frage, ob wir sie annehmen; wir nehmen sie gerne, so wie sie kommen, vergessen jedoch oft aus lauter Freude, dass wir auch aus diesen Situationen heraus persönlich wachsen können. Dies geschieht, indem wir ab und zu kurz innehalten, in uns hineinspüren und versuchen, unser wahres Selbst in diesem emotionalen Gewühl wahrzunehmen.

Schlussbemerkung

Natürlich ist es für einen berufstätigen Menschen nicht möglich und auch nicht sinnvoll, alle hier vorgeschlagenen Übungen auf einmal zu machen, um jeden Tag stundenlang zu seinem wahren Selbst zu finden. Spirituelles Wachstum ist unserer Meinung nach auch nicht etwas, das sich innerhalb von Monatsfrist herbeizwingen lässt. Natürliches, nachhaltiges Wachstum verläuft ganz allgemein in langsamen, kontinuierlichen Rhythmen, so wie wir das jeden Tag in der Natur beobachten können. Es lässt sich nicht beschleunigen und es gibt keine „Shortcuts".

So empfehlen wir den Menschen, die spirituell wachsen und ihr Wachstum unterstützen wollen, sich kontinuierlich, beispielsweise Woche für Woche oder auch in größeren Zeiträumen, für einen der vorgeschlagenen Leitsätze zu entscheiden und die vorgestellten Übungen zu machen oder auch eigene Ideen umzusetzen. Dabei ist es sehr empfehlenswert, ein persönliches „spirituelles Wachstumsbuch" zu führen, damit man jederzeit die individuelle Wachstumslinie verfolgen und sich später immer wieder an den eigenen, nie endenden spirituellen Pfad erinnern kann. Schließlich ergibt ein so geführtes Buch ein ganz persönliches Weisheitsbuch.

Mein eigenes heißt „Satsang", gemeinsame Wahrheit, weil ich während der ganzen bisherigen Zeit mit meiner Partnerin über unser spirituelles Wachstum diskutiert habe und daraus ganz konkrete wichtige Erkenntnisse entstanden sind. Auf diese Weise habe ich festgestellt, dass es auch sehr wertvoll sein kann, so widersprüchlich das klingt, den eigenen, ganz persönlichen spirituellen Weg in der Partnerschaft gemeinsam zu gehen.

> Das Richtige nicht zu tun, wenn es erforderlich ist – das ist schlimmer, als das Falsche zu tun.
> *(Bhagavad Gita 2.33)*

Nachwort

Als Konzentrat aus diesem Buch können wir den Schluss ziehen, dass letztlich die Meditation das Mittel der Wahl für spirituelles Wachstum ist, denn bei der Meditation steuern wir unser Bewusstsein aus der raumzeitlichen Außenwelt ins „Hier und Jetzt" in unserem Inneren. Dies erlaubt uns, mit unserem wahren Selbst, das auch das Göttliche ist, in Kontakt zu kommen.

Viel Freude auf dieser abenteuerlichen Reise!

Jean-Pierre Crittin

Endnoten

1. Thomas Campbell, 25.11.2011, YouTube Videovortrag (http://www.youtube.com/watch?v=GYdyY7PmVV4).
2. Dürr, Hans-Peter: *Geist, Kosmos und Physik; Gedanken über die Einheit des Lebens.* Crotona Verlag, Amelang 2010.
3. Bohm, David: „Hidden Variables and the Implicate Order", in: *Quantum Implications,* S. 39.
4. Bell, John Stewart: „Beables for quantum field theory", in: *Quantum Implications.*
5. Bohm, David: „The Implicate Order: a New Approach to the Nature of Reality", in: Schindler, David (Hrsg.): *Beyond Mechanism. The Universe in Recent Physics and Catholic Thought.* University Press of America 1986, S. 21f. (veröffentlicht im Rahmen der gleichnamigen Konferenz 1984 in der University of Notre Dame, Indiana).
6. Hawley, Jack (Hrsg.): *Bhagavad Gita, der Gesang Gottes; eine zeitgemäße Version für westliche Leser.* Goldmann, München 2002.
7. Crittin, Jean-Pierre: *Ayurvedische Psychologie; Wege zum Selbst und das Energieprinzip im Ayurveda.* Windpferd Verlag, Oberstdorf 2010. S. 132f.
8. Dürr: *Geist, Kosmos und Physik.* S. 33f.
9. Crittin: *Ayurvedische Psychologie.*
10. Rogers, Carl R.: *Entwicklung der Persönlichkeit* (*On Becoming a Person,* dt.). Klett, Stuttgart 1973.
11. Hawley: *Bhagavad Gita,* Vers 2.20.
12. Dürr: *Geist, Kosmos und Physik,* S. 45.
13. erstmals erwähnt in: *Katha Upanishad,* Vers 3,10.
14. Crittin: *Ayurvedische Psychologie,* S. 89.
15. Crittin: *Ayurvedische Psychologie.*
16. *Ayurveda-Lehrbuch; Kompendium des Ayurveda-Klassikers Caraka-Samhita.* S. 69.
17. Dürr: *Geist, Kosmos und Physik,* S. 41f.
18. Freud, Sigmund: *Das Unbehagen in der Kultur* (Aufsatz von 1930).
19. Rogers: *Entwicklung der Persönlichkeit.*
20. Hawley: *Bhagavad Gita.*
21. Dürr: *Geist, Kosmos und Physik.*
22. *Upanishaden; die alte Weisheit Indiens.*
23. Hawley,: *Bhagavad Gita.*
24. Crittin: *Ayurvedische Psychologie,* S. 23.
25. Crittin: *Ayurvedische Psychologie.*
26. Crittin: *Ayurvedische Psychologie.*

[27] Ramm-Bonwit, Ingrid: *Yoga Nidra – Der Schlaf der Yogis.* Schirner, Darmstadt 2010.
[28] Kalashatra, Govinda: *Chakra-Praxisbuch.* Goldmann, München 2006.
[29] Crittin: *Ayurvedische Psychologie.*

Literatur

Berendt, Joachim-Ernst: *Nada Brama; die Welt ist Klang.* Insel Verlag, Frankfurt a.M. 1983.
Bhaktivedanta, Swami Prabhupada: *Bhagavad Gita, wie sie ist.* The Bhaktivedanta Book Trust, Heidelberg 1987.
Chopra, Deepak: *Die Körperseele.* Knaur Taschenbuch (Mens Sana), München 2006.
Crittin, Jean-Pierre: *Ayurvedische Psychologie; Wege zum Selbst und das Energieprinzip im Ayurveda.* Windpferd, Oberstdorf 2010.
Crittin, Jean-Pierre: *Erfolgreich Unterrichten.* Haupt Verlag, Bern u. a. O. 2003.
Crittin, Jean-Pierre: *Selbstbestimmt und erfolgreich Lernen; situationsbasiertes Lehren und Lernen.* Haupt Verlag, Bern u. a. O 2004.
Davidson, Richard: „Alterations in Brain and Immune Function Produced by Mindful Meditation", in: *Psychosomatic Medicine* 65 (2003), S. 564-570.
Dürr, Hans-Peter: *Geist, Kosmos und Physik; Gedanken über die Einheit des Lebens.* Crotona Verlag, Amerang 2010.
Dürr, Hans-Peter / Oesterreicher, Marianne: *Wir erleben mehr als wir begreifen; Quantenphysik und Lebensfragen.* Herder, Freiburg i.Br. 2001.
Frawley, David: *Das große Ayurveda-Heilungsbuch.* Droemer Knaur, München 1999.
Frawley, David: *Das große Handbuch des Yoga und Ayurveda.* Windpferd, Aitrang 2001.
Frawley, David: *Vom Geist des Ayurveda.* Windpferd, Aitrang ²2003.
Freud, Sigmund: *Das Unbehagen in der Kultur* (Aufsatz von 1930). Reclam, Stuttgart 2010.
Grunert, Ulrike & Detlef: *Einfach meditieren; Ihr Weg zur absoluten Entspannung.* Knaur Ratgeber Verlag, München 2007.
Hawley, Jack (Hrsg.): *Bhagavad Gita, der Gesang Gottes; eine zeitgemäße Version für westliche Leser.* Goldmann Arkana, München 2002.
Heisenberg, Werner: *Physik und Philosophie.* Hirzel, Stuttgart 2006.
Heisenberg, Werner: *Quantentheorie und Philosophie; Vorlesungen und Aufsätze.* Reclam, Ditzingen 1986.

Kabat-Zinn, Jon: *Gesund durch Meditation: Das große Buch der Selbstheilung.* Fischer, Frankfurt am Main 2006.

Kalashatra, Govinda: *Chakra-Praxisbuch.* Goldmann, München 2006.

Lad, Vasant: *Selbstheilung mit Ayurveda.* S. Fischer, Frankfurt a.M. ⁶2005.

Polkinghorne, John C.: *Quantentheorie: eine Einführung.* Reclam, Ditzingen 2006.

Pond, David: *Östliche Weisheit für westliche Menschen.* Lotos, München 2003.

Ramm-Bonwitt, Ingrid: *Yoga Nidra - Der Schlaf der Yogis; Körper, Geist und Seele entspannen durch Visualisierung.* Schirner, Darmstadt 2010.

Rhyner, Hans H.: *Gesund leben, sanft heilen mit Ayurveda.* Urania, Neuhausen/CH 2000.

Ricard, Matthieu: *Meditation.* Nymphenburger, München 2009.

Rogers, Carl R.: *Entwicklung der Persönlichkeit (On Becoming a Person,* dt.). Klett, Stuttgart 1973; Klett-Cotta ¹⁴2002.

Rogers, Carl R.: *Die Kraft des Guten.* Kindler, München 1978.

Satir, Virginia: *Kommunikation, Selbstwert, Kongruenz.* Junfermann, Paderborn 1990.

Scherer, Dieter: *Das große Ayurveda Buch.* Hugendubel, Kreuzlingen, München 2002

Schmieke, Marcus u. Swami Sacinandana: *Das große Praxisbuch der Mantras.* Nietsch, Freiburg i.Br. 2007.

Srikanta, Sena: *Ayurveda-Lehrbuch; Kompendium des Ayurveda Klassikers Caraka-Samhita.* Vasati Verlag, Berlin ³2009.

Tiwari, Maya: *Das große Ayurveda Handbuch.* Windpferd Verlag, Aitrang 1996.

Upanishaden, die alte Weisheit Indiens. Eine Auswahl aus den ältesten Texten, übersetzt und erläutert von Johannes Härtel. Atmosphären Verlag, München 2005.

Verma, Vinod: *Shivas Geheimnis.* Nymphenburger, München 2009.

Walsh, Roger N./Vaughan, Frances (Hrsg.): *Psychologie in der Wende; Grundlagen, Methoden und Ziele der transpersonalen Psychologie.* Scherz, Bern, München, Wien 1985.

Glossar (Fachbegriffe aus dem Sanskrit)

Advaita	Die Einheit mit dem Universum
Ahamkara	Ego, Ich-Bewusstsein, das illusionäre Bewusstsein eines eigenständigen Daseins, das Anhaftende
Ananda	Glückseligkeit, innerer Frieden
Anuloma viloma	Pranayama-Übung: Wechselatmung, fördert die Konzentrationsfähigkeit, hilft die innere Ruhe und Kraft zu finden

Ardhanarishvara	Ineinander verschmelzende Mann/Frau-Form: Parvati als linke Hälfte von Shiva und Shiva als rechte Hälfte von Parvati
Atman	Seele
Bhagavad Gita	„Gesang Gottes", Teil der *Mahabharata*, eines wegweisenden hinduistischen Epos; spirituelles Gedicht, das die wichtigsten Inhalte der Veden zusammenfasst
Brahma	Einer der drei wichtigsten Götter des Hinduismus als Verkörperung der drei großen kosmischen Funktionen (Trimurti); gilt als der Gott der Schöpfung
Brahman	Göttlicher Urgrund allen Seins, das in allem verborgen ist
Buddhi	Universelle Intelligenz, die höher ist als der rationale Verstand
Chitta	Innerste Geistebene, „Lagerstätte" von Prägungen und dem Karma
Darshana	Sichtweise, Erkenntnis der Wirklichkeit,
Dharma	Das, was trägt: (Natur-) Gesetz, Recht, Sitte, ethische und religiöse Verpflichtungen; kosmisches und soziales Gesetz
Doshas	Die drei unterschiedlichen Bioenergien Vata, Pitta und Kapha, die verantwortlich für die individuelle Konstitution eines Menschen sind und die seine körperlichen und geistigen Funktionen steuern
Durga	*siehe* Parvati
Gunas	Qualitäten, welche die Materie oder einen Zustand bestimmen; beim Menschen: die Qualität des Feinstofflichen
Indriyas	Die fünf Sinnesorgane; Eingangstüren für die Reise von außen nach innen
Jivatman	Individuelles, wahres Selbst; wird nicht geboren und verändert sich nicht
Kali	*siehe* Parvati
Karma	Konsequenz aus Handlungen und Gedanken in der Vergangenheit
Karmendriyas	Handlungs- oder Tatorgane
Koshas	Bewusstseinsfelder oder -hüllen
Lakshmi	Hinduistische Göttin, die Shakti von Vishnu; Beschützerin der Lebewesen, steht für Glück, Schönheit, Reichtum, Harmonie
Manas	Intellekt; umfasst auch die Gefühlsebene; Instanz, die alles intellektuell und gefühlsmäßig bearbeitet
Mantra	Rezitierte Silben und Wortfolgen zur Harmonisierung des eigenen Schwingungsmusters und zur ehrenden und bittenden Kontaktname zu Göttinnen und Göttern

Maya	Täuschung
Moksha	Befreiung aus dem Kreislauf von Geburt und Wiedergeburt; Erlösung, Erleuchtung
Mudra	Symbolische Handgeste; wörtliche Übersetzung aus dem Sanskrit: „das, was Freude bringt"
OM	Heilige Silbe; Urklang der Schöpfung
Parvati	Hinduistische Göttin, die Shakti von Shiva; lebenspendende, lebenserhaltende Mutter, aber auch Zerstörerin in der Verkörperung als Durga oder Kali
Prakriti	Ursprüngliche Urmaterie, aus der das Universum besteht
Prana	Lebensenergie, die aus dem Jivatman kommt
Pranayama	Begriff aus dem Raja-Yoga; Atemübungen, die Geist und Körper zusammenbringen
Rajas	Leidenschaftliche, bewegliche Qualität des Feinstofflichen
Reinkarnation	Wiedergeburt der unsterblichen Seele (Atman) in einem neuen Körper
Rishis	Seher, heilige Weise, denen die Veden offenbart wurden
Samkalpa	Affirmationen, Willensäußerungen
Samskaras	Tiefliegende Prägungen im Chitta, die Gedankengänge auslösen
Saraswati	Hinduistische Göttin, die Shakti von Brahma, verkörpert Weisheit
Sattva	Klare, erkennende Qualität des Feinstofflichen
Shakti	Aktivierte, weibliche, universelle Urkraft
Shiva	Einer der drei wichtigsten Götter des Hinduismus (Trimurti) als Verkörperung der drei großen kosmischen Funktionen; gilt als Gott der Zerstörung des Bösen und Kranken, damit Neues entstehen kann, und somit als Symbol der Zeit
Tamas	Trübe, träge Qualität des Feinstofflichen
Vikriti	Die durch das Leben oder Ereignisse aus dem Gleichgewicht gebrachte Schwingung
Vishnu	Einer der drei wichtigsten Götter des Hinduismus (Trimurti) als Verkörperung der drei großen kosmischen Funktionen; gilt als Gott der Erhaltung und Bewahrung und als Symbol des Raumes
Vrittis	Geistige Aktivitäten, Gedanken
Yoga	Eine der sechs klassischen Schulen (Darshanas) der indischen Philosophie; umfasst eine Anzahl geistiger und körperlicher Übungen mit dem Ziel der Verbindung von Körper und Seele und letztlich der Erleuchtung
Yoga Nidra	Tiefenmeditation: „yogischer Schlaf mit einem ganz kleinen Anteil an Bewusstheit"

Stichwortverzeichnis

A
Abgrenzung 59, 85, 89, **91 ff.**
Achtsamkeit 78, 121 f., 125
Affirmation 174
Ahamkara 33, 45, 58, 62, 67 f., **71 ff.**, 76, 86 ff., 90, 92 ff., 95 ff., 104, 111 f., 118, 158, 180, 186, 189
Ahamkara-Manas-Gebilde 48, 63, **67**, 75, 175
Ananda 47, **140 ff.**
Anandamaya-Kosha 21, 46 f., **49**, 174
Angst 48, 52, 58, 67, 77, 107, 156, **158 f.**, 160
Angstvermeidung 58, 76, 107, 155, 158, 186, 189
Anhaftung 29, 47, **58 ff.**, 68, 71 f., 83, 115, 127, 140, 155, 156 f., 162, 173, 180 f., 189 ff.
Anlagen 41, 43
Annamaya-Kosha 45 ff.
Anpassung **130 f.**, 190 f.
Ardhanarishvara 151 f.
Asanas 44
Atman 49, **56**
Außenansicht 17, 66 f.
Außeneindrücke 71
Außenimpulse 109, 156
Außenfixierung 83
Äußerer Geist 62, 112
Ayurvedische Psychologie 13, 21, 33, **55**, 140

B
Beobachter 17, 184
Bewusstsein 32, 34, 40, 45, 56, 61, 106, 108, 112 ff., 125 f., **129 ff.**, 200
Bewusstseinsfelder 21, **45**, 47 ff., 174
Beziehungsangebot 164
Bhagavad Gita 20, 56, 118, 123, 125

Blockaden **140 ff.**, 154, 171 f.
Blockierung 21, 51, 60, 75, 79, 88 f., 107, 140 ff., **153 ff.**
Brahma 36, 139, 150
Brahman 16, 18, 36, 65, 150, 182
Buddhi 45, 60 ff., **65, 68-77**, 83, 86 ff., 90-108, 112, 117, 118, 155, 157, 160, 180, 186 f., 189, 191
Burnout 52, 79 f., 90, 154, 159, 169

C
Chitta 46, 61 f., **63 ff.**, 71, 73 ff., 87, 91, 94, 98 f., 107, 112, 118, 120, 141 f., 155, 171, 186, 188
Chitta-Prägungen 122

D
Darshana 21
Daseinsqualität **78**, 81, 168
Denkblockade 44
Denken 46, 48, 60, 64, 67, 78, 83, 101, 104, 123, 128, 133, 145, 173, 176
Dharma 61, 65 f.
Dosha 153, 162, 167, 169
Dosha-Konstellation 167
Dürr, Hans-Peter 17, 41, 56, 76 f., 120
Durga 36, 150
Dynamisch hochkomplex 25 f., 28, 39, 149
Dynamisch komplexes System 25 f.

E
Echtheit 165 f.
Ego 26, 47, 48, **58**, 60 f., 68, 71 f., 83, 87, 99, 105 ff., 112, 127, 140,

157 ff., 160, 180, 186, 188 f., 197
Egogesteuerte Buddhi 69, 71, 107
Egoschicht 33
Einfühlsamkeit 162, 169
Emotionen 46, 67, 75, 99
Energetisierung 154, 167
Energie 42, 46, **50 ff.**, 54, 59, 66, 71, 96, 113, 130, 169 f., 180
Entscheidung(-en) 49, 67 f., 71 f., 76, 107, 115, 118 f., 124, 186 f., 193 f.
Entspannung 21, 28, 70, 132, 134 f., 167, 176 f.
Entwicklung 15, 26 f., 30, 35, **37 f.**, 41-45, 49, 52 ff., 57, 62, 65 f., 72, 89, 108, 124, 127, 129, 131, 139, 151, 153
Epigenetik 42
Erkenntnis(-se) 16, 23, 25 ff., 44, 46 f., 79 f., 118 f., 124, 149, 168 f., 171, 173, 195
Erleuchtung 15, 62, 115
Existenzsphären 45, **46**
Expansion 101 ff., 105, 112, 141

F
Feinstoffliche Sicht(-weisen) 21, 24, 27, 34 f.
Feinstoffliche Welt 15, 119, 173
Flashback 64, 77

G
Gedankenbeobachtung 122
Geistiges Wachstum 47, 103, 186
Gelassenheit 47, 81, **123 f.**, 143, 176, 189
Gesundheitsprinzip 70 f.
Glaube 19 ff., 35 f., 113, 119, 193

STICHWORTVERZEICHNIS

Glückseligkeit 47, 49, 118, 140
Götter 36, 149, 150
Göttinnen 36, 149, 150
Grundvertrauen 89 f.
Gunas **78**, 82, 126, 153, 168

H
Handlungsorgane 48, 62 f., 112
Hier und Jetzt 29 ff., 34, 121, 123, 132, 155 f., 200
Hinduismus 36, 45

I
Illusion(en) 16, 59, 127
Indriyas 62, 112
Information 17, 33 f., 47, 58, 63, 72, 91, 94, 128, **154 ff.**, **164**, 166
Innensicht 17, 66 f., 116
Innerer Friede 118, 142
Innerer Geist 62, 107
Intellekt 62, 67
Intelligenz 31, 47 ff., 60 ff., 65 ff., 71 ff., 77, 83, 86, 107, 112, 118, 130, 155 ff., 180, 186, 189
Intelligenz der Natur 65, 67, 72 ff., 77, 83, 115, 156 f., 180, 189, 191
Intelligenzverlust 112
Interdependenz 40, **126-129**, 149, 181 ff.
Intuition 20, 25, 83, 193 f.

J
Jivatman 45, **55 ff.**, **61 ff.**, 64 f., 71, 112, 118, 126, 140

K
Kali 36, 150
Kapha 167
Kapha-Überschuss 162
Karma 18, 26, **61 f.**, 64, 196
Karmendriyas 62, 112

Karmisch 126, 171 f., 196
Klammerreflex 44
Körperdialog 124, 133, 172, 193
Komplexe Systeme 66
Konflikt 22, 35, 191
Konstitution 78, 163
Konzentration **101-105**, 111 f., 132 ff., 141, 177 f.
Konzentrationsstörungen 111
Körperreise 177 f.
Kosha(s) **45-49**, 128, 174 ff.
Kosha-Modell 41, **45**
Kosmische Intelligenz 60, 62, 66 f.
Kosmos 23, 25, 39 f., 48 f., 56, 78, 183 f., 196
Krise 51, 66

L
Lakshmi 36, 150
Lebenskraft 46, 48, 57
Leistungsprinzip 70 f.
Liebe 46-49, 54, 86, 141 f., 198
Linear 26, 28, 74, 101, 146 f., 171 f.
Lustbefriedigung 58, 70, 157 f., 186, 189
Lustgewinn 107, 158
Lustprinzip 70 ff.

M
Manas 45, 48, 62, 67, 71 f., 75, 90, 92, 99, 111 f., 194
Manifestation 17, 25, 36, 150
Männliche Kraft 139, 145 f., 147, 149, 151
Mantra(s) 49, **124 ff.**, 131, 141, 167, 172
Materielle Sicht **21 f.**, 24, 27, 34
Maya 16, 47, 59, 88, 127, 180
Meditation 58, 67, 124 f., 131, 140 f., 150, 167, 172, 183, 190, 200

Mittlerer Geist 62
Moksha 15, 45, 115
Motivation 58, 88, 170
Mudra 137

N
Neurotische Fixierung 92

O
Offenheit 45, 85, **89-94**, 165

P
Parvati 36, 150 f.
Persönlichkeitszustand 91-103
Pitta 167
Pitta-Überschuss 162
Posttraumatische Belastungsstörung 64
Potential 17 f., 20 f., 25, **38**, 41 ff., 50 ff., 57, 61, 107, 114, 142, 150, 153, 192
Prägungen 21, 61 ff., 64, 74, 78, 87, 89, 98 f., 107 f., 118, 120, 128, 141 f., 155, 171 f., 175 f., 184, 186 f.
Prakriti 167
Prana 46
Pranamaya-Kosha 21, 46, 48
Pranayama 131, 141, 169 f.
Progressive Muskelentspannung 135
Psyche 32 f., 48, **56 ff.**, 62, 65, 89, 95, 103, 106, 118, 120, 125
Psychodynamik 55, 58, **68**, 71 f., 78, 82, 106

Q
Qualität 25, 37, 46, 64, 78 ff., 81, 153
Quantenphysiker 16 f., 41, 56
Quantität 37

R
Rajas **78-82**, 119, 171

207

Rational 22, 23, 74, 147, 194
Raum 22, 155, 160 f., 178, 189
Realisierung 38, 41, 43 f., 57, 142
Realität 17 f., 26 f., 42, 66, 75, 114, 121, 130, 179, 181
Reinkarnation 41
Rhythmus 37, 53, 102, 105, 112, 125
Rishis 17, 140
Rogers, Carl R. 50, 124

S
Samkalpa 174-179
Samskaras 63, 107
Saraswati 139, 150
Sattva **78-82**, 119, 168, 171
Schlafstörungen 154, 159, 163, 168, 176
Seele 49, 55 ff., 61 f., 77, 114, 120, 142, 171
Selbst 26 f., 31 f., 45, 49, 53, **55 ff.**, 61 ff., 72, 75, 83, 86, 88, 105, 107, 111, 113 ff., 118, 120, 125 f., 129, 131, 160, 173, 176, 182, 188 f., 192, 198-200
Selbstaktualisierungstendenz 50
Selbstbeobachtung 91, 132, 184 ff.
Selbstbestätigung 71
Selbstbewertung **85-88**, 93, 105 f., 159 f., 189
Selbstbild 154, 156, **158 ff.**
Selbstexploration 31, 104, **154**, 156, 160
Selbstreflexion 40, 67, 74, 76, 90, **119 f.**
Selbstverwirklichung **130 f.**, 191
Selbstwahrnehmung 113, 141
Selbstwertgefühl 85, 99, 103-106
Shakti 36, 57, 63, **139-142**, 145, 149 ff.
Shiva 36, 145, **149 ff.**, 181

Sozialkompetenz 149
Spiritualität 20 f., 26, 47, **113 f.**
Spirituelle Entwicklung 15, 26, 62, 72, 108, 131, 151
Spirituelle Methoden 21, 32 ff., 124, 141, 172
Spirituelle Praxis **124 f.**, 140, 142
Spiritueller Weg 16, 115, 118, 199
Spirituelles Wachstum 16, 39 ff., 44 ff., 54 ff., 74, 83, 106, 108, **113 ff.**, **118 f.**, 121, 126, 129, 140, 172, **173**, 176, 179, 189, 192, 199 f.
Steuerung des Bewusstseins 115, **129**, 176
Störungsskala **163 f.**
Stress 54, **128 f.**, 136, 176
Struktur 17 f., 99, 104, 155, 161, 163
Strukturmodell 55, 57, **62**
Suggestion 178
Synergie 128 f., 149
Systeme 58, 66, 151

T
Tamas 78 f., 82, 119, 171
Täuschung 16, 26, 47, 88, 180 f.
Teleportation 17
Therapeut / Therapeutin 156, **163 ff.**
Transparenz 33, 165 ff.
Trauma(ta) 64, 77, 169
Traumaprägungen 77 f.
Trimurti 36, 150

U
Übergeordnete Intelligenz 69
Umkehrpunkt 116 f., 133, 177 f.
Universum 45, 49, 66, 114, 126, 151
Unternehmen 80, 102
Upanishaden 47, 56, 125
Urschwingung 126

V
Vata **160 ff.**, 167
Vataerhöhung 161
Vata-Überschuss 160 ff.
Veden 66 f., 125, 139 f.
Vedische Philosophie 15, 36, 45, 55, 65, 125, 140, 149, 196
Vergangenheit 29 ff., 34, 64, 121, 132, 159, 196
Verschlossenheit 90, 93, 95
Vertrauen 23, 33, 48, 89, 142, 165 ff., 193
Vijnanamaya-Kosha 21, 46 ff.
Vishnu 36, 126, 150
Visualisierung 132, **136**, 178
Vritti(s) 107

W
Wahres Selbst (siehe auch Selbst) 55, 62 f., 86, 182, 188 f., 192, 198
Wahrheit 16, 23, 26, 41, 173, 189, 199
Wahrnehmung 18, 31, 35, 41, 73, 75 f., 122, 126, 132, 134, 136, 162, 179, 185
Weibliche Kraft 140, **145**, 150, 172
Werte 52, 58, 60 f., 69, 101, 119 f., 129 f., 146 f., 149, 184, 186, 191
Wertschätzung 160, 165
Wiedergeburt 15, 41, 196
Wohlwollen 144, 154, 156, 162, 164 f.

Y
Yoga 44, 54, 131, 141, 143, 163, 169 f.
Yoga Nidra 174-176

Z
Zeitmodell 29, 34
Zufriedenheit 48
Zukunft **29 ff.**, 34, 61, 120 f., 130, 132, 174